Mayo Clinic **科普译丛**

疼痛的真相：
纤维肌痛完全指南

Mayo Clinic Guide to Fibromyalgia

| 主 编 |

［美］安迪·阿布里尔（Andy Abril, M.D.）

［美］芭芭拉·K. 布鲁斯（Barbara K. Bruce, PH.D., L.P.）

| 主 译 |

赵金霞

| 译 者 |

赵金霞　李常虹　柴 静　张警丰　魏 慧

（译者均来自北京大学第三医院）

北京科学技术出版社

MAYO CLINIC GUIDE TO FIBROMYALGIA

by Andy Abril, M.D. and Barbara K. Bruce, Ph.D.,L.P.

Copyright ©2019 Mayo Foundation for Medical Education and Research (MFMER)

through Bardon-Chinese Media Agency

Simplified Chinese translation copyright©2024

by Beijing Science and Technology Publishing Co., Ltd.

ALL RIGHTS RESERVED

著作权合同登记号　图字：01-2020-3097

图书在版编目（CIP）数据

　　疼痛的真相：纤维肌痛完全指南 /（美）安迪·阿布里尔（Andy Abril），（美）芭芭拉·K. 布鲁斯（Barbara K. Bruce）主编；赵金霞主译. —北京：北京科学技术出版社，2024.4

　　书名原文: Mayo Clinic Guide to Fibromyalgia

　　ISBN 978-7-5714-3661-2

　　Ⅰ. ①疼… Ⅱ. ①安… ②芭… ③赵… Ⅲ. ①纤维肌痛—指南 Ⅳ. ①R685-62

　　中国国家版本馆CIP数据核字（2024）第032991号

责任编辑：赵美蓉		**电　话**：0086-10-66135495（总编室）	
责任校对：贾　荣		0086-10-66113227（发行部）	
图文制作：北京锋尚制版有限公司		**网　址**：www.bkydw.cn	
责任印制：吕　越		**印　刷**：北京捷迅佳彩印刷有限公司	
出版人：曾庆宇		**开　本**：700 mm×1000 mm　1/16	
出版发行：北京科学技术出版社		**字　数**：200千字	
社　址：北京西直门南大街16号		**印　张**：16.5	
邮政编码：100035		**版　次**：2024年4月第1版	
ISBN 978-7-5714-3661-2		**印　次**：2024年4月第1次印刷	

定　价：128.00 元

前 言

纤维肌痛患者每天都在忍受痛苦，例如，睡眠不佳，疲惫，注意力难以集中。当他们找到我们时，他们中的很多人都被告知症状主要来自压力或抑郁；他们中的另一些人则被告知他们是在浪费医生的时间；还有些人甚至被告知他们是疯子。

一直以来，纤维肌痛患者都在挣扎。他们只想找回自己患病前的生活。他们不知道自己出了什么问题，也不知道怎样才能让自己好起来。

这就是纤维肌痛的可怕之处。

我们在Mayo Clinic工作了几十年，积累了许多经验，我们遇到过成千上万个这样的患者，他们所患的这种疾病被称为纤维肌痛。我们已经见证了这些患者使用本书中介绍的方法重新回归了充实的生活状态。如果你也患有纤维肌痛，在本书的帮助下，也可以重获健康。

纤维肌痛是当今医学界最容易被误解的疾病之一。通过本书，你将了解到关于这种疾病的真相以及治疗背后的科学，本书将帮助你管理好这种疾病。

本书能给患者带来希望。我们希望纤维肌痛不会使患者时刻被症状影响；也希望纤维肌痛不会破坏患者的生活。希望患者即便患有纤维肌痛也能拥有幸福的生活。

本书中的一些方法可以改善患者的生活。纤维肌痛患者可以应用这些工具和方法回归他们喜欢的生活。如果你是其中的一员，你也可以做到。

如何使用本书

本书是一份提供解决纤维肌痛的方法，并解释纤维肌痛相关问题的综合性指南。阅读本书，你就会知道什么是纤维肌痛——什么不是——如何才能过上充实、丰富、愉快的生活。为了帮助患者轻松找到需要的信息，本书分为四个部分。

第一部分：什么是纤维肌痛

这一部分涵盖了有关纤维肌痛的所有基础知识，并划分了疾病管理的阶段。如果你因为患有纤维肌痛而阅读本书，那么可以着重阅读本部分最后一章，这一章叙述了患有这种疾病所面临的最严重的挑战。

第二部分：治疗纤维肌痛

这一部分介绍了纤维肌痛的症状和处理方式，特别是认知行为疗法对纤维肌痛的意义。同时，这一部分还介绍了教授认知行为疗法的项目，药物和综合疗法在本部分中也有讨论。

第三部分：症状管理

本部分介绍了应用所学到的有关纤维肌痛的知识进行症状管理的技巧。患者可以据此确定要采取的步骤，以成功控制症状。

第四部分：与纤维肌痛共存

这一部分对在第一部分涉及的人物进行了再次访问。他们是如何治疗纤维肌痛的？他们成功的秘诀是什么？还介

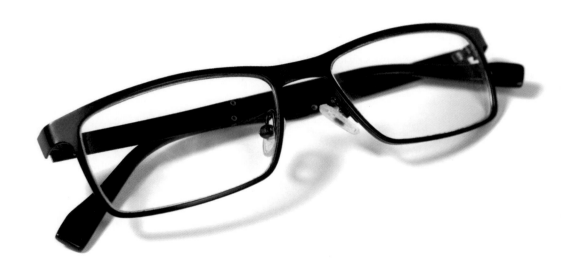

绍了患者与医疗保健团队、亲人交谈的技巧。

如果你没有患纤维肌痛，但你的亲人患有纤维肌痛，你也可以为他们提供帮助。第四部分最后将所有信息整合在一起，形成了可供患者使用的每日计划。

最后，还有一些其他实用的信息，包括循序渐进的练习指导、工作表和能为患者提供更多信息的组织。

目 录
CONTENTS

第四部分
与纤维肌痛共存

▌行动指导 ⋯⋯⋯⋯⋯⋯⋯⋯⋯⋯⋯⋯⋯ 227

▌补充资料 ⋯⋯⋯⋯⋯⋯⋯⋯⋯⋯⋯⋯⋯ 241

▌词汇表 ⋯⋯⋯⋯⋯⋯⋯⋯⋯⋯⋯⋯⋯⋯ 258

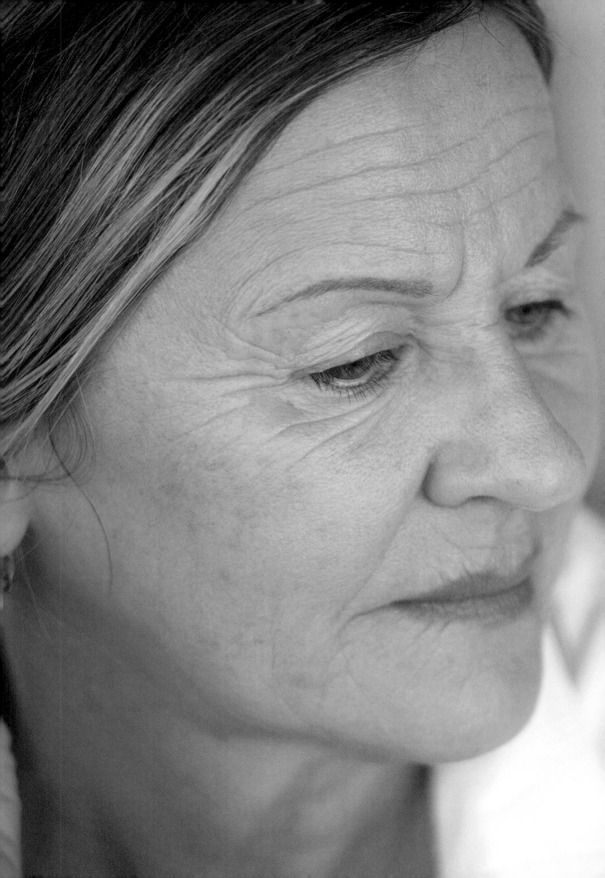

什么是纤维肌痛

纤维肌痛患者通常会感觉到肌肉酸痛、关节疼痛、颈部僵硬、思维混乱、疲惫不堪、头晕、失眠或睡眠不足。

患者可能会感觉到以上不适甚至更多，但又不知道原因。更糟糕的是，即便已经做了所有能想到的医学检查，医生仍无法描述其准确的病因。

这一切的关键是要相信自己所感觉到的症状是真实存在的。纤维肌痛是一种真实存在的疾病，也是一种可治疗的疾病。本书将详细介绍一些可以有效控制纤维肌痛的方法。

第一部分介绍了纤维肌痛是什么，它的症状和体征，它难以诊断的原因，以及这一疾病对生活的多重影响。纤维肌痛会以比想象中更多的方式来影响患者的生活。

了解更多关于纤维肌痛的知识是控制它并开始美好生活的第一步。

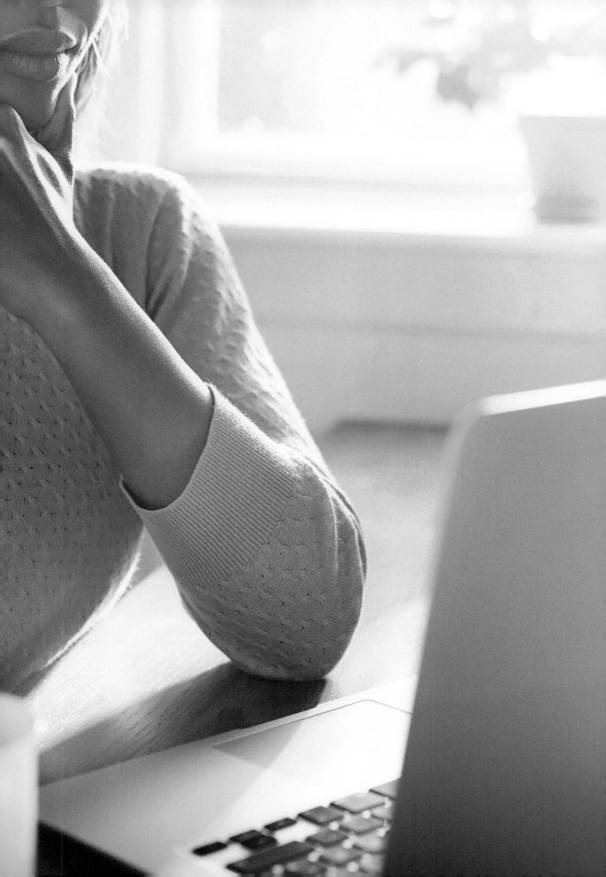

第一章

简介

纤维肌痛经常被误解。有些人认为它不是真实存在的疾病，有些人认为它是抑郁、应激或任何其他疾病引起的症状。

本书打破了这类常见的误解，并讲述了纤维肌痛的真实情况。纤维肌痛确实是一种真实存在的疾病。这是一种感知性疾病，通常是全身的神经和大脑之间的"沟通"出现问题所引起的。纤维肌痛是可以治疗的。在接下来的章节中，将详细介绍研究人员针对纤维肌痛的发现：纤维肌痛是什么，不是什么，以及是什么原因引起的。在本书的结尾提供了一套经研究证实、可用来管理纤维肌痛的工具和方法，以便使患者回归正常生活。

使用过本书中的方法的患者认为，这些方法能有效地减少纤维肌痛对他们生活的影响，还能减轻他们的痛苦、沮丧和疲惫感。

纤维肌痛患者想知道自己应该采取什么措施，以及如何开始自己的治疗计划。当怀疑自己可能患有纤维肌痛但不确定时，人们可能不知道该去哪里了解相关的知识。当自己关心的人患有纤维肌痛，自己却不知道如何帮助他们时，本书也非常适用。

本书提供了详细的指导，希望可以减轻纤维肌痛对患者的生活的影响，让患者可以很好地与其共处。接下来的内容将教导患者应该如何去做。让我们从认识两个纤维肌痛患者开始。

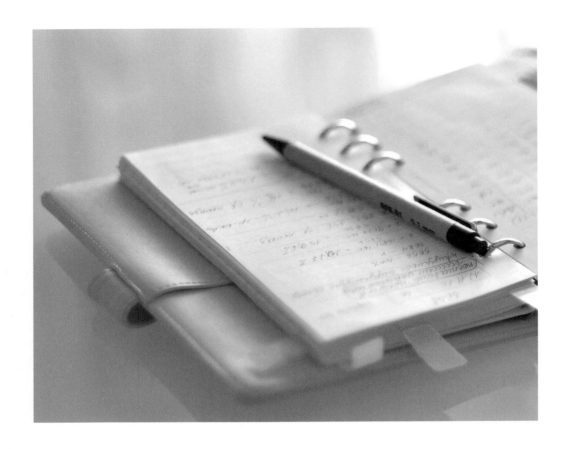

格洛丽亚的故事

"我甚至都没听说过纤维肌痛。"

格洛丽亚可能已经患有纤维肌痛20年了，但她却不知道自己患有这种疾病。

格洛丽亚花了很长时间才得知自己患有纤维肌痛并不为奇。当她的症状第一次出现时，"纤维肌痛"一词几乎不为人知。

格洛丽亚的病史也很复杂。她患有肾脏疾病、膀胱疾病和生殖系统疾病，某次，还因为患上一种病毒性疾病在一个月内多次往返医院。

格洛丽亚同时面临着相当大的压力。她的儿子患有心脏病，女儿患有胸部畸形，由于丈夫的工作经常变动，他们多次被迫搬家。

直到2001年，格洛丽亚仍在挣扎。她每天都觉得度日如年，她睡眠质量差、易疲劳，导致每况愈下。"我从头到脚趾都很痛。"格洛丽亚说。

格洛丽亚所患疾病中的任何一个或任何几个的组合都可能导致她的症状，所以格洛丽亚会见了医生。经过彻底的检查，她被告知患有纤维肌痛。

起初，格洛丽亚不知道该怎么面对。"我记得我问医生下一步会叫它什么。"这种疾病多年来一直以许多不同

的名字出现（从第23页开始了解更多信息），格洛丽亚回忆说："我甚至没有听说过纤维肌痛"。

从本书中可以找到格洛丽亚是如何学会管理纤维肌痛的，以及她如今是如何做的（见第194页）。本书还介绍了格洛丽亚的丈夫关于支持纤维肌痛患者的观点（见第213页）。

格洛丽亚的话

"痛，肌肉痛，关节痛。我身体里的每一根神经都在我的皮肤下跳动，有时我觉得每根神经都在燃烧。我站在水槽边洗碗都会觉得有人正在用针扎我。通常情况下，我会无缘无故地感受到某个部位突然出现刺痛感。"

贾斯图斯的故事

"我简直无法摆脱这种痛苦。"

24岁的贾斯图斯可能是人们最意想不到的患有纤维肌痛的人。毕竟，统计数据表明：女性比男性更容易患纤维肌痛，其中，中年女性患者尤为多见。但贾斯图斯并不是个例，他证明了任何年龄阶段的人都可能患有纤维肌痛。

贾斯图斯可能在十几岁之前就患上

了纤维肌痛。他回忆说，在12岁的时候，他正在打冰球，由于疼痛，他请求妈妈帮他按摩膝盖、脚踝、小腿和肘部。这些部位的疼痛最终使得他找了一个脊椎按摩师进行按摩治疗。随着贾斯图斯的成长，他对体育活动的参与度也在增加。踢足球、打棒球、练习拳击，他还打算上大学后加入棒球社团。但与此同时，他总是感到身体不同部位的疼痛。当贾斯图斯17岁时，这种疼痛达到了顶点。

"我简直无法摆脱每天的痛苦……
每天早上起床都很困难。"

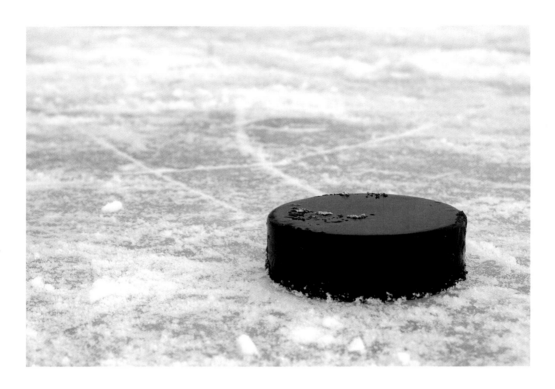

"我终止了臀部屈肌的锻炼，因为我在这个过程中臀部受伤，以至于我在医院度过了17岁生日。"贾斯图斯说。这也导致他放弃了棒球运动。

贾斯图斯进入大学后，他的痛苦仍然挥之不去。"我简直无法摆脱每天的痛苦，每次醒来后都感觉自己像被一辆载着水泥的卡车撞了一样。"贾斯图斯说，"我每天早上起床都很困难，经常感到肌肉酸痛，不管是前一天进行了锻炼还是一整天待在家里，疼痛始终存在。这是同一种疼痛。"

贾斯图斯努力获得了学位，并选择继续学业。但后来他遇到了麻烦。

"这太过分了，"贾斯图斯说，"疼痛不仅影响了我的生活，现在它还开始影响我的思维，影响我思考事物和生活的方式。""每天挣扎着醒来，不知道到底是什么出了问题让我患上这种疾病。不是我想自杀，而是我想去一个不会醒来的地方，因为我知道醒来后会再次与疼痛斗争，况且我也不知道疼痛到底是什么造成的。"

一连串的问题开始在他的脑海中盘旋。"我想每天都这样吗？""我应该和谁说话？""这只是我的想象吗？""是我编的吗？""这真的发生了吗？""我看起来很健康，但我并不觉得我很健康。"

朋友们不明白他正在经历什么，这增加了他精神上和情感上的痛苦。医生也无法解释他的症状。贾斯图斯感到很孤独，不知道该怎么办。

在父母的陪伴下，贾斯图斯看了一个又一个医生，去了一个又一个诊所，想找到可以解释他症状的答案。最终，贾斯图斯得知自己患有纤维肌痛。当他被告知他的病情不会好转时，他感到震惊和愤怒，当时他只有22岁。

"当我被确诊时，我非常生气，"贾斯图斯说，"我抱怨上帝不公，并对任何提到'纤维肌痛'的人发脾气，因为他们说这种情况可能会伴随我的余生，并且没有治愈它的方法。这让我很生气。"

医生告诉贾斯图斯一个为期三周的疼痛康复计划可以帮助他缓解疼痛，但贾斯图斯还没有准备好。"我自己能搞定，"贾斯图斯告诉自己，"我可以解决这个问题。"他读了所有他能找到的资料，并找到相应的视频观看，希望能找到可以缓解疼痛的方法。

十一个月后，贾斯图斯的思想开始发生了转变。"我再也不能自己解决这个问题了，"他回忆道。于是他报名参加了康复训练班。通过这个项目，贾斯图斯学会了如何在不用药物治疗的情况下缓解疼痛以及提高生活质量。

贾斯图斯采取了什么步骤来管理他的纤维肌痛，以及他如今在怎么做，详见第196页。

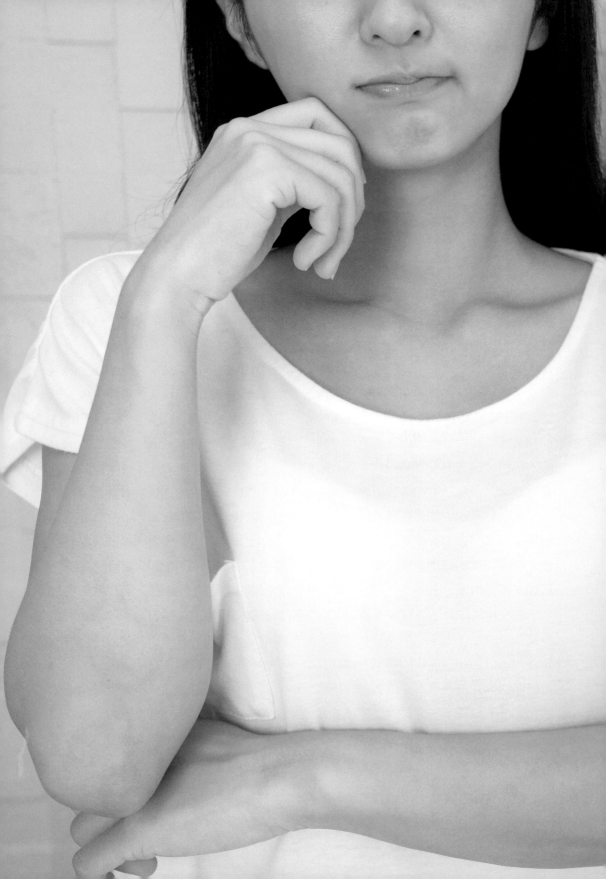

第二章

纤维肌痛的漫长旅程

通过上一章分享的格洛丽亚和贾斯图斯的故事，大家应该对纤维肌痛患者的日常生活有了深刻的了解。患有纤维肌痛的人可能有与他们类似的经历，或者有其中部分经历，他们的症状可能听起来很熟悉。

有了这些了解，让我们后退一步：纤维肌痛到底是什么？

在本章中，将进一步介绍纤维肌痛的历史和这一疾病迂回曲折的诊治过程，以及时至今日专家和研究人员对它的认识。

是新兴疾病还是古代就有

随着疾病的发展，纤维肌痛像是一种新兴疾病。但这是真的吗？的确，就记录的历史而言，纤维肌痛只能向前追溯40年左右，也就是1976年。然而如果再深入挖掘，就可以看出它即使没有几千年也有几百年的历史。

早期的起源

有纤维肌痛的描述可以追溯到《圣经》时代，特别是约伯的故事。约伯说："被啃咬的痛苦永不停息，以至于夜不能寐。"纤维肌痛患者可能有同感。当时，慢性疼痛几乎找不到任何原因，也无法治疗，于是被认为是来自神明的惩罚。

这种把痛苦当作惩罚的观点一直持续到公元前4世纪。那时被称为"医学之父"的希波克拉底提出了"疼痛有自然原因"的理论。他认为大脑在向身体输送液体，过多的液体意味着肿胀和炎症，从而导致身体的疼痛。

当有了医疗记录后，出现了很多有关纤维肌痛引起疼痛的描述。1592年，法国医生纪尧姆·德·拜楼博士提出了"风湿病"这个词来描述关节和肌肉疼痛。风湿病指关节的疼痛、不适、酸痛和僵硬，并会增加人们移动的难度。这个用来描述肌肉和关节疼痛的术语一直沿用至今。

直到18世纪和19世纪初，专家们还在继续研究风湿病。他们发现风湿病不仅影响关节，而且影响肌肉和身体的软组织。他们还发现，疲劳和睡眠问题在风湿病患者中很常见，往往同时伴有肌肉疼痛和僵硬。

到了19世纪后，压痛点、触发点和结节成为描述纤维肌痛的常用术语。简而言之，压痛点指按压某个部位时出现疼痛；触发点指触摸身体的某个部位时，会引起身体其他区域的疼痛；结节指的是肌肉的硬化区域，常伴有触痛。

这些术语多年来在人们对纤维肌痛的了解过程中起到了一定的作用。事实上，它们有助于人们理解纤维肌痛。纤维肌痛是由神经系统处理疼痛信息时发生故障引起的。我们将在第四章中详细介绍更多关于这方面的信息。

近期动态

直到19世纪末，医生认为神经系统的变化导致纤维肌痛必定有一个生理原因。但到了20世纪末，这种想法发生了转变。一位美国神经学家提出了"纤维肌痛的症状是由生活压力所引起的"理论。

该理论认为，精神或情感创伤，如亲人的去世、商业或家庭问题以及分娩，都会造成某些人精神压力过大进而导致纤维肌痛。

以后的近一个世纪，这一理论得以证实。英国陆军医院收治的士兵普遍抱怨的疼痛似乎没有任何生理原因。所有士兵都有两个共同点：抑郁和精神压力过大。美国军事医院也出现了类似的病例。50年后，患有海湾战争综合征的士兵也出现了同样的症状。

这并不意味着纤维肌痛只是精神压力过大导致的。然而，这些病例确实表明，生理和心理创伤可能造成纤维肌痛。

在20世纪初，纤维织炎一词开始被使用。医生用这个术语来描述肌肉肿胀引起的不适。这个词在接下来的70年里被人们广泛使用。广泛的疼痛、压痛、疲劳和睡眠问题都是纤维织炎的症状。如今，这些都是纤维肌痛的已知症状。

到了20世纪50年代，纤维织炎已经成为这一令人费解的症状的普遍诊断。与此同时，纤维织炎被分为两种类型：广泛型和局部型。广泛型纤维织炎就是之后的纤维肌痛。

在20世纪60年代，纤维织炎一词开始囊括其他症状。此时，一个类似于纤维肌痛的描述诞生了。这催生了一套诊断标准，并发表在20世纪70年代初，也为纤维肌痛提供了第一个现代描述。

直到1976年，纤维肌痛这一术语才最终出现。它起源于拉丁文和希腊文中：*fibra*代表"纤维组织"，*myo*代表"肌肉"，*algos*代表"疼痛"。

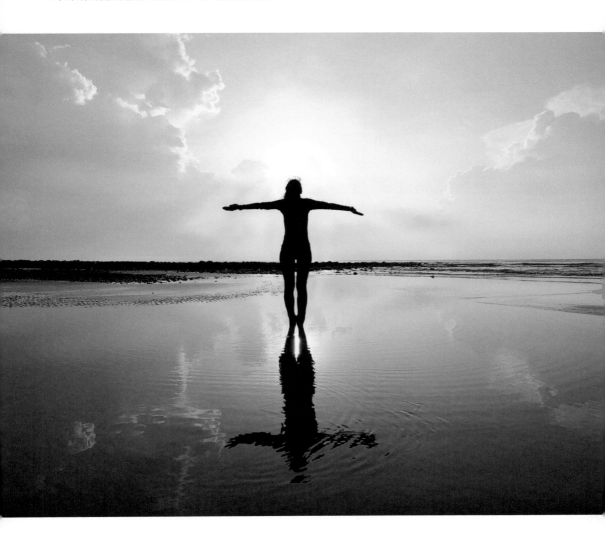

纤维肌痛时间线

《圣经》时代：疼痛，尤其是无法解释的疼痛，被认为是来自神明的惩罚。

18 世纪和 19 世纪初：研究人员继续研究风湿病。

1592 年：法国医生纪尧姆·德·拜楼博士用"风湿病"这个术语来描述类似于如今纤维肌痛中出现的关节和肌肉疼痛。

公元前 4 世纪：希波克拉底认为疼痛有自然的原因。

16 世纪晚期：医学文献描述了纤维肌痛样的疼痛。

1824 年： 确定了纤维肌痛的症状，发现了被称为压痛点的痛区。

1976 年： 纤维肌痛一词首次被使用。

1904 年： 英国神经病学家威廉·高尔斯爵士提出了纤维织炎这一术语。广泛的疼痛、压痛、疲劳和睡眠问题都是纤维织炎的症状。

20 世纪 70 年代初： 一套诊断标准提供了最终被称为纤维肌痛的第一个现代描述。

20 世纪 50 年代： 纤维织炎一词成为了那些令人费解的症状的普遍诊断。

1939-1940 年： 二战期间，以及二战之后，英国陆军医院收治的士兵普遍抱怨的疼痛似乎没有生理原因。他们都有两个共同点：抑郁和精神压力过大。在美国的军事医院也有类似的病例。

1869 年： 美国神经病学家乔治·比尔德博士提出了"神经衰弱"这一术语，意思是神经耗竭状态，被用来描述现在已知的纤维肌痛的常见症状。比尔德医生把这些症状归因于生活压力过大。

20 世纪 60 年代： 纤维织炎开始囊括其他症状，出现了一种类似于今天的纤维肌痛的描述。

先术语，后定义

随着一个可接受的术语的出现，人们对这种疾病产生了极大的兴趣。许多不熟悉如何辨别和诊断纤维肌痛的医生想要了解更多的知识。是时候回答这个令人费解的问题了：什么是纤维肌痛？

整理出大家公认的纤维肌痛的系列症状进而用于诊断该疾病是一项了不起的工作。来自世界各地的研究人员不得不权衡很多不同的意见。

经过多年的讨论和辩论，美国风湿病学会在1990年制订了首个纤维肌痛分类标准。随着一系列公认的症状被列出，这种几乎不为人知的疾病开始变得家喻户晓。几年后，随着互联网的普及，人们可以随时了解关于纤维肌痛的最新信息。

随着大量信息的突然涌入，新的挑战也随之而来。医生、患者、药品制造商和保险公司都提出了疑问。"有没有医学检验可以证明某人患有纤维肌痛？""这是一种精神疾病吗？""当涉及残疾补助时，应该给多久、给多少呢？""什么药物可被用来治疗纤维肌痛？""纤维肌痛患者每年需要到医院就诊多少次？"

人们需要相关研究的帮助来了解这种疾病。为此，专家们聚在一起对1990年的纤维肌痛分类标准进行了三次修订（更多相关内容见第五章）。随着有关纤维肌痛的研究不断深入，将来这些分类标准将再次被重新审视。

专家们今天知道的

显然，人们对纤维肌痛的了解随着时间的推移而不断变化。古希腊人认为疼痛始于大脑。几个世纪后，专家们认为疼痛源于肌肉，而且精神和情感因素也参与其中。

多年来，不管人们认为疼痛是什么原因引起的，但有一点是一直不变的：纤维肌痛是一种疼痛性疾病。

如今，整体观念成为医学护理的标准。例如，当医生诊断纤维肌痛时，他们看到的远不止疼痛，其他的症状也在起作用。医生现在意识到，每个人对这种疾病的感受都是不同的，症状也会有起伏。

为什么会出现这些新的认识？大脑成像和疼痛测试的改进揭开了纤维肌痛病因的面纱。这为医生尽早诊断纤维肌痛增加了信心。

例如，科学研究中使用的新成像技术可帮助医生发现纤维肌痛的出现与中枢神经系统的变化有关。

拥有多种名字的疾病

纤维肌痛一词自1976年起开始被使用。在那之前，它还有很多不同的名字。每个名字都提供了研究人员认为最有可能导致该疾病原因的线索。组织肿胀、神经异常和肌肉紧张都是纤维肌痛的主要症状。后缀"*-algia*"是很常见的，它在希腊语中是"疼痛"的意思。

年份	名称	年份	名称
1592	风湿病	1930	过敏性毒血症
1841	神经痛	1937	精神性风湿病
1843	肌肉结节	1940	特发性肌痛
1876	慢性风湿肌炎	1941	风湿性肌痛
1880	神经衰弱	1950	紧张性肌痛
1904	纤维织炎	1951	过敏性肌痛
1911	结节性纤维织炎	1952	肌筋膜疼痛综合征
1919	肌肉硬化症	1955	肌肉神经功能障碍
1921	肌肉硬化	1970	广义肌腱病
1927	肌筋膜炎	1973	间质肌纤维织炎
1929	肌纤维织炎	1976	纤维肌痛
1930	神经纤维织炎		

"有了正确的方法以及朋友和家人的支持，人们可以轻松地管理这种疾病。"

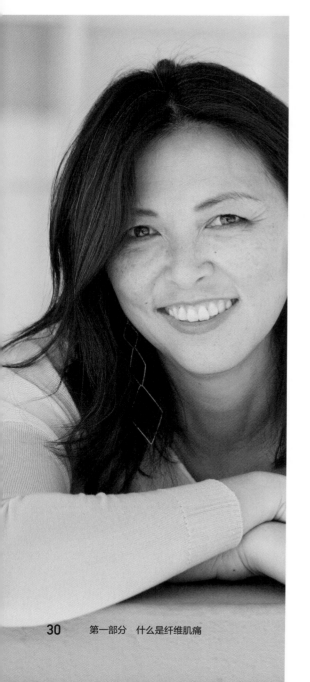

纤维肌痛被认为是由一种被称为中枢敏化的疾病引起的（了解更多关于这方面的信息见第49页）。

虽然专家们对纤维肌痛的了解比几个世纪前更深入了，但研究仍在继续。在接下来的几章中，本书将介绍更多的最新研究证据。

纤维肌痛不是什么

现在我们已经对纤维肌痛的历史，以及人们对纤维肌痛的观点是如何随着时间的推移而演变的有了基本的了解，下面让我们学习下纤维肌痛不是什么。这将为第三章的内容奠定基础，第三章将深入探讨有关纤维肌痛的常见误区与真相。

纤维肌痛不致命

对这种疾病不太了解但被诊断患有这种疾病的患者可能会感到害怕。害怕自己不了解它是什么，害怕它会改变自己的生活。成千上万的问题可能在大脑中翻来覆去。有一个问题可能困扰着你："我会因此病而死吗？"答案很简单：不会。

与癌症等致命性疾病不同，纤维肌痛不会影响人们的主要器官，也不会像肿瘤一样在体内生长和扩散。它不会损伤关节、肌肉或内脏，也不会让人在年轻时就死去。

与此同时，纤维肌痛将会改变人们的生活。但这些变化并不可怕，是能够应对的。阅读本书有助于学会如何应对这些变化。有了正确的方法以及朋友和家人的支持，人们可以轻松地管理这种疾病。

纤维肌痛不是一种进行性疾病

进行性疾病往往会随着时间的推移逐渐蔓延或恶化。以多发性硬化症为例，它经常导致神经损伤，进而使人们的肌肉失用。这种情况会随着时间的推移而逐渐发生，这就说明了它为何是一种进行性疾病。纤维肌痛不会随着时间的推移而损害身体，所以它不是一种进行性疾病。然而，它的症状有时会恶化。

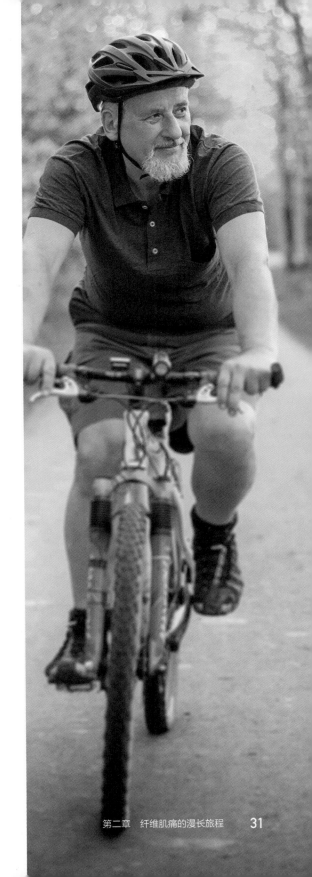

"重要的是要记住，自己所经历的纤维肌痛的症状是真实的。"

虽然纤维肌痛不是进行性的，但感觉上是渐进的，随着时间的推移症状会逐渐加重。例如，早上起床或走到门口比昨天更困难。但纤维肌痛并不是导致这些变化的原因。相反，个人的调节能力较弱是罪魁祸首。

这就是纤维肌痛的真实表现。纤维肌痛引起的疼痛和疲劳感会使人们的运动量减少。人们越少使用肌肉，肌肉就会变得越脆弱。

如果疼痛和疲劳让人从床移动到椅子，或者从躺椅移动到沙发这些简单的动作都不能完成，那么人们的活动量就会越来越少。这意味着每况愈下。当情况严重时，日常家务都难以完成，甚至是不可能完成。当这种情况发生时，人们可能不再上楼或打扫卫生。而停止做日常家务实际上是每况愈下的原因之一。不过不必担心，患者可以完全恢复失去的所有力量。我们将在第十三章中介绍。

纤维肌痛不是一种慢性感染性疾病，如莱姆病

曾经得过慢性感染性疾病，如莱姆病的患者可能觉得当时的症状和纤维肌痛的症状有一些相似之处，如疲劳、关节疼痛、肌肉疼痛和胃部不适。

虽然一些慢性感染性疾病的症状类似于纤维肌痛，但纤维肌痛并不是慢性感染性疾病。严重的感染可以导致纤维肌痛。

纤维肌痛患者并不是疑病症患者

也许人们从来没担心过自己的健康。但是自从得了纤维肌痛，就开始关注自己的健康问题。人们想知道一些事情：我是心脏病发作吗？我得了阑尾炎吗？我需要去急诊室吗？我是不是得了脑瘤？我是不是扭伤了脚踝？

对纤维肌痛患者来说，在确诊前经常需要反复就诊是很常见的。事实上，纤维肌痛往往需要几年才能确诊。在完

成一系列检查之后，所有的检查结果都是正常的，医生可能觉得患者的症状不是真实的，或者把它们归咎于抑郁或精神压力过大。

同时，家人和朋友可能认为患者是容易对不真实的症状产生抱怨的人（疑病症）。

重要的是要记住，自己所经历的纤维肌痛的症状是真实的。"健康焦虑"一词可以更好地描述患者的感受。

在得知自己患有纤维肌痛之前，许多人会感到很孤独，并开始怀疑其他人说的话是否是真实的。患者可能会问自己：我是不是疯了？这些都是我想象出来的吗？虽然现在人们对这种疾病的了解比以往任何时候都多，但问题仍然存在，纤维肌痛仍然经常被延误诊断和治疗。

总之，要记住的底线是：自己的症状是真实的，纤维肌痛是一种真实的、可治疗的疾病。

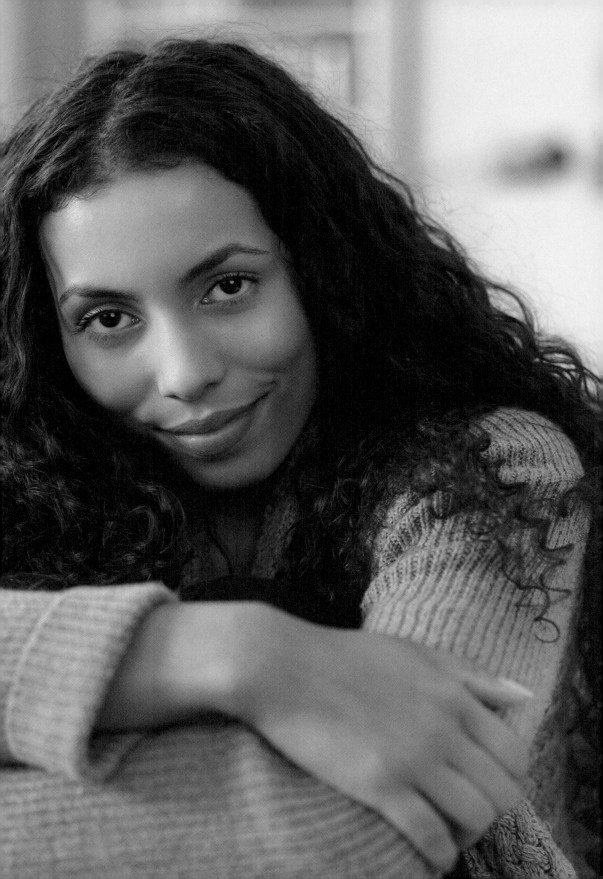

第三章

误区与真相

众所周知，人们对于纤维肌痛的认知存在差异。可以在朋友间做一个非正式的调查，或者在互联网上进行快速搜索。从街上的普通人到行医多年的医生，只有少部分人真正了解纤维肌痛，而很多人对它不太了解。

为了帮助人们进一步了解关于纤维肌痛的知识，本章概述了关于这种疾病的几个误区，并揭示了每个误区背后的真相。

解开谜团

在第二章中介绍了纤维肌痛的历史，还介绍了这些年来纤维肌痛是如何发生变化的。

众所周知，纤维肌痛依然是一种相当年轻的疾病。毕竟，纤维肌痛这个词从1976年才开始被正式使用，直到20世纪90年代才被正式定义。尽管如此，纤维肌痛还是引发了许多争议。

医生可能会思考：如何区分纤维肌痛和其他疾病，如关节炎或抑郁症？这些症状随处可见，应该为患者做什么检查？最好的治疗方法是什么？

同时，患者可能会思考：我还能好起来吗？这种疾病对我的身体有什么伤害吗？我余生都要与之共存吗？我到底怎么了？

自1990年美国风湿病学会首次归类纤维肌痛以来，人们对其进行了大量的研究。即使如此，回答上述问题也很困难。

人们对纤维肌痛的了解进展缓慢。

即使在今天，纤维肌痛也仍然是一种基本未被认识的疾病。医学专业人员也在不断研究此疾病。

纤维肌痛是一个具有挑战性的谜团。它可以被看作各种各样的侦探小说。很多人都喜欢神秘的东西，也喜欢揭秘的过程。为了解开纤维肌痛的奥秘，人们提出了许多关于它的理论。下面是关于纤维肌痛最常见的误区和其背后的真相。

误区 1　纤维肌痛不是一种真正的疾病

这是对纤维肌痛最大的误解。有些人认为纤维肌痛不是一个真正的医学问题，或者它是"你自己想出来的"。纤维肌痛的症状是如此模糊，以至于这些症状可能存在于其他不计其数的疾病中。此外，谁没有感到过疼痛、疲惫、喜怒无常，或所有这些症状同时出现？

真相：有些疾病在医学上被认为不是真实存在的，直到人们对该疾病有了更多的了解。哮喘也曾一度被认为是一种虚构的疾病，类风湿关节炎也曾被认为是一种感染性疾病。以此类推，更多地了解疾病是如何发展的，有助于更好地诊断和治疗疾病。纤维肌痛正是这样一种疾病，它正逐

渐被人们所认识。如今每天都有许多的谜团正在被揭开。

要点：纤维肌痛是由于身体内部出现实际问题引起的一种疾病。它被认为是大脑在处理疼痛信息时出现故障引起的。因此，纤维肌痛患者对疼痛和许多其他感觉的反应比普通人的更强烈。

误区 2　纤维肌痛是一种精神障碍性疾病

纤维肌痛很难诊断。当一项项检查做完，却没有得到相应的诊断时，一些医生可能会联想到患者的症状是否与精神健康状况有关，而不是身体本身出现了问题。

真相：虽然纤维肌痛的症状可能与脑海中发生的事情有关，如精神压力过大和抑郁，但纤维肌痛的根源并不来自大脑。纤维肌痛是一种内科疾病，而不是精神障碍性疾病。它不是由精神障碍引起的，尽管在本书中介绍了压力会在纤维肌痛症状中发挥重要作用。

同样需要注意的是，任何一种疾病都会让人感到焦虑或沮丧。当因为患有一种慢性疾病不能正常生活而感到沮丧时，不要觉得孤单。

要点：纤维肌痛是一种真实存在的疾病。它是由于身体和大脑之间的神经

的错误"沟通"引起的。(更多信息参见第49页)

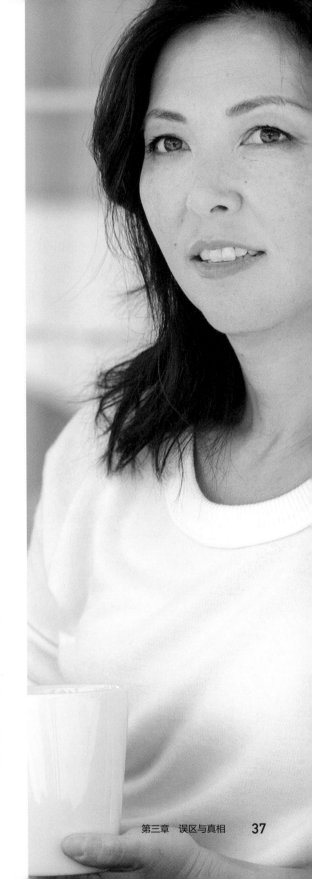

误区3　纤维肌痛是一种自身免疫性疾病

　　自身免疫性疾病在美国影响了2300多万人,它们几乎可以累及身体的任何部位。

　　人体的自身免疫系统可以在病毒和细菌引起疾病之前把它们消灭。当患有自身免疫性疾病时,免疫系统会错误地攻击健康细胞。有80多种疾病被标记为自身免疫性疾病,其中常见的风湿病包括类风湿关节炎、桥本甲状腺炎和红斑狼疮。纤维肌痛未被包括在内。

　　真相:直到20世纪初,才出现身体会攻击自身组织的观点。大约在同一时间,专家们试图更深入地了解纤维肌痛(当时被称为纤维织炎)。当时,纤维肌痛与类风湿关节炎被认为同属一类疾病。纤维肌痛被标记为自身免疫性疾病。后续的研究中,专家们发现大约1/4的纤维肌痛患者合并了其他自身免疫性疾病。这一发现使得纤维肌痛与自身免疫性疾病更加密不可分。

　　但纤维肌痛并不是一种自身免疫性疾病。纤维肌痛和自身免疫性疾病以及其他疾病可能有许多共同的症状,例如,关节和肌肉疼痛、肿胀,肌无力和疲劳等。但用于诊断自身免疫性疾病的血液检测通常不能用于诊断纤维肌痛。此外，体格检查通常足以让医生判断患者是否患有自身免疫性疾病或纤维肌痛。

简单地说，它们是两种不同的疾病。这也意味着用于治疗自身免疫性疾病的药物不能有效缓解纤维肌痛的症状。自身免疫性疾病和纤维肌痛的另一个区别是：自身免疫性疾病通常会造成身体永久性损伤，如对皮肤和关节的损伤；而纤维肌痛不会损害身体。

要点：虽然纤维肌痛可能与自身免疫性疾病同时出现，但纤维肌痛本身并不是自身免疫性疾病。研究人员正在探索是什么将这些疾病联系在一起的，但它们是独立的、不同的两类疾病。

误区 4　纤维肌痛是一种结缔组织疾病

软骨、骨骼和脂肪均属于结缔组织，它们构成了坚固的蛋白质网络，用于支持身体并赋予它力量。如果没有结缔组织，身体就会松散无形。

结缔组织疾病会改变身体各部分的外观和生长方式。它们会影响皮肤、骨骼、关节、器官及血管。它们还会改变身体的工作方式。有超过200种疾病会累及结缔组织，其中有些可能是遗传自父母的，另一些则是癌症或自身免疫性疾病引起的。自身免疫性结缔组织疾病会导致免疫系统攻击自身结缔组织。

有两种不同类型的结缔组织疾病：自身免疫性结缔组织疾病和先天性结缔组织疾病。自身免疫性结缔组织疾病会导致免疫系统攻击自身的结缔组织和器官。先天性结缔组织疾病包括埃勒斯-当洛斯综合征和马方综合征。这些疾病往往会引起关节、肌腱和肌肉异常灵活，这也是关节脱臼的原因之一。

在19世纪初，纤维肌痛（当时被称为风湿病）被认为是一种结缔组织疾病。这是因为一位苏格兰外科医生在患有类风湿关节炎和红斑狼疮等疾病的人的肌肉和结缔组织中发现了纤维组织结节。类风湿关节炎和红斑狼疮属于自身免疫性结缔组织疾病，因此人们认为结缔组织疾病引起的肿胀和精神刺激导致了纤维肌痛。

一百年后，纤维肌痛有了全新的名字——纤维织炎。虽然它的名字改变了，但专家们仍然认为纤维肌痛是由肿胀和精神刺激引起的。最终，Mayo Clinic的科学家对纤维织炎的组织标本进行了研究，发现它们根本没有炎症。

真相：到目前为止，还没有人能

够找到纤维肌痛患者组织肿胀和曾遭受精神刺激的证据。这种情况反映出纤维肌痛不是由身体组织的肿胀和精神刺激引起的。虽然它过去被称为纤维织炎（"炎"意味着肿胀和刺激），但今天，它被称为纤维肌痛（"痛"意味着疼痛）。它的名字表明它是一种疼痛障碍性疾病，而不是结缔组织疾病。

结缔组织疾病可能会与纤维肌痛混淆，因为这两种疾病可以同时出现。而且这两种疾病的一些症状，如疼痛和疲劳，会出现重叠。但是，这两种疾病不是同类型的疾病。

患有结缔组织疾病的患者在化验检查时可能显示某些蛋白质或标志物的异常，这表明患者体内存在炎症。同样的化验检查，纤维肌痛患者的检查结果却是正常的。

要点： 时至今日，仍然有些人认为纤维肌痛是一种结缔组织疾病，事实上它不是。简单地说，纤维肌痛是一种疼痛障碍性疾病。

误区 5 你只是在寻求关注

许多人不了解纤维肌痛。除非自己患有纤维肌痛或身边的人患有这种疾病，否则很难理解与纤维肌痛伴随的日日夜夜是如何度过的。如果你患有纤维肌痛，有些人可能对你说"你看起来没有不舒服啊""这就是你所说的疾病吗""那没什么啊，至少你看起来很好"。有时候，即使是关心患者的人也会无意中做出伤害患者的评论。

由于一些原因，人们对纤维肌痛的反应就好像在寻求关注。大部分人对它也只有较浅的认识。

真相： 研究表明，只有1/4的即将毕业的初级保健医生认为自己有能力帮助患者管理慢性疼痛。鉴于此，患者可能无法从医生那里得到能帮助自己、使自己感觉更舒适的治疗方法。如果经常和一个不懂纤维肌痛，甚至不相信这个疾病真实存在的医生交谈，患者可能觉得自己在寻求关注，但患者真正想要的只是被人理解和感觉更舒适。

要点： 首先，要对自己有耐心。当周围都是怀疑自己的人时，患者会感觉很难受。其次，要耐心对待他人。当人们受伤和被误解时，缓解疼痛似乎成了一个难以完成的任务。医生和患者家属想要给予患者帮助，但他们可能并不知道如何提供帮助。

试着找机会与自己的家人和医疗团队分享所学到的关于纤维肌痛的知识。这可以帮助所有人进一步了解纤维肌痛及其症状对自己的影响。

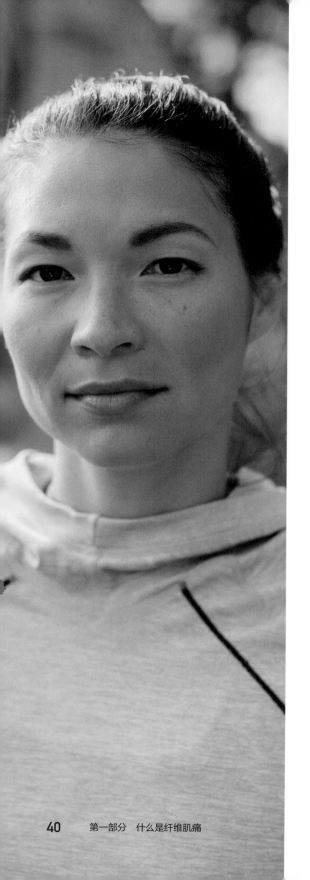

误区 6　你是个疑病症患者

多年来，人们一直认为纤维肌痛是由精神压力过大和疑病症引起的。这个误区的出现在一定程度上是因为纤维肌痛患者看了一个又一个医生，结果却被告知他们没有任何问题。

真相：尽管纤维肌痛和疑病症有相似之处，但它们是两个不同的疾病。疑病症的病因源于脑部，而纤维肌痛有生理原因。疑病症患者总是担心自己患病，即使一切正常。疑病症患者可能认为自己的症状是严重的疾病所导致的，即使之前化验检查过很多次均显示没有任何问题。

疑病症及其症状通常是精神问题导致的，这意味着它的病因始于心理问题。相反，纤维肌痛的症状源于大脑处理疼痛信息时出现了故障。

要点：纤维肌痛和疑病症，反复化验检查的结果往往都是正常的，所以人们很容易把二者混淆。但纤维肌痛患者不是疑病症患者，如果要用更准确的方式来描述患者的感受，可能是"健康焦虑"。

误区 7　你只是懒惰

患者照镜子时总觉得自己看起来不像患有严重疾病的人。当然，其他人也这么看：你看起来很好。因此，不太了

"医生和患者家属想要给予患者帮助，但他们可能不知道如何提供帮助。"

解纤维肌痛的人可能在患者经常取消计划、退出计划或上班请假时感觉患者在偷懒。人们普遍认为如果你看起来很好，你就一定感觉良好。他们可能认为你在用纤维肌痛回避自己不想做的事情，实际上是因为懒惰。

真相： 当谈到纤维肌痛时，人们看不到的往往是问题的症结所在。他们没有看到患者早上挣扎着伸展和屈曲僵硬的四肢，试图猜测患者今天有多痛苦。他们没有看到患者在起床之前的思想斗争："我累坏了，今天真的不想再这样做了。但我不能永远待在床上。我如果不工作，就无法维持生活了。"

如果不进行治疗，纤维肌痛会导致患者很难正常工作和参加日常活动。它的任何一个核心症状，如慢性广泛性疼痛、疲劳、睡眠困难、焦虑、抑郁都足以让一个原本健康的人难以正常工作。这些影响会渗透到患者生活的各个方面。对一个不了解纤维肌痛的影响的人来说，患者可能被认为是懒惰的或没有积极性，但事实并非如此。

要点： 许多纤维肌痛患者不知疲倦地寻找答案，想要找出自己的问题以及如何让自己感觉更好。他们富有激情，并且非常愿意投入必要的工作，以战胜病痛。其实，他们一点儿也不懒惰。

误区 8　你只是压力很大

人们时常感到压力很大。压力是对生活中发生的事情的正常反应，不管它是好的还是坏的，例如，获得一份新的工作或亲人的死亡。压力大小取决于你是谁以及你的生活中发生了什么。当人们面临压力时，就像船航行在波涛汹涌的水域，或像在没有桨的情况下原地打转，或者两者兼而有之。

无论压力大小，即使是没有意识到的压力也会影响健康。患者可能认为疾病是导致头痛、无法入睡或工作效率低下的原因。

但压力可能才是罪魁祸首。压力会影响个人的身体健康、思想、感情和行为。

因为纤维肌痛和压力过大有很多共同的症状，人们很可能认为自己只是压力过大，而并不是患上了纤维肌痛。

真相：虽然压力过大和纤维肌痛有许多相同的症状，但它们的持续时间和严重程度不同。例如，压力过大会导致肌肉过度紧张。但纤维肌痛引起的肌肉疼痛通常是为期至少三个月的持续性钝痛。当人们压力过大时，可能会感到疼痛，但纤维肌痛引起的疼痛是非常广泛的，这意味着它会影响身体的许多部位，尤其是腰部附近。

睡眠状况是区别压力过大和纤维肌痛的另一种方式。压力过大会导致人白天感到疲倦，但纤维肌痛患者的睡眠问题和疲劳更为严重。纤维肌痛患者经常在醒来时就感到疲倦，即使是在长时间的睡眠之后。

要点：研究人员正在研究压力和纤维肌痛之间的联系，但它们是不同的。乍一看，这两者的症状相似。但它们真是一样的吗？完全不是。它们是相互关联的。压力在纤维肌痛发病中起着重要的作用，从一开始，压力过大就是一个关键因素。

在第十五章中将详细介绍更多关于纤维肌痛和压力方面的内容。现在，重要的是要知道压力过大和纤维肌痛是不同的。然而，缓解压力的方法可以改善纤维肌痛的症状。想要缓解压力，可以尝试以下方法。

- 尝试锻炼身心，如静坐、做瑜伽或深呼吸
- 进行有规律的体育活动
- 保持充足的睡眠
- 健康饮食
- 管理好自己的时间

之所以要缓解压力是因为它是导致纤维肌痛的重要原因。研究表明，5%～10%的纤维肌痛患者的症状是压力过大引发的。

虽然压力和纤维肌痛有着明显的联系，它们有很多共同之处，并可能相互影响，但它们之间的密切关系只是两种疾病的关联。

误区 9 你只是抑郁

与压力过大类似，抑郁常与纤维肌痛同时发生。这是否意味着，抑郁可能是引起纤维肌痛症状的原因？

真相：虽然抑郁症和纤维肌痛有相似的症状，但它们是不同的。它们有着各自的病因和治疗方案。虽然抑郁不会引起纤维肌痛，但研究表明，抑郁症可能使人更容易患上纤维肌痛。另外，患有慢性疾病会让人感到压抑。像纤维肌痛这样的慢性疾病会导致肢体活动受限，同时在一定程度上导致抑郁症发

作。任何人患上令生活方式发生改变的疾病都可能导致抑郁。想想那些得了肿瘤的人，如果他们中的一些人得了抑郁症，人们肯定不会感到惊讶。人们永远不会跟那个人说，保持好心情就可以让肿瘤消失。实际上，对于纤维肌痛，也是如此。

要点： 抑郁症是可以治疗的。对于纤维肌痛，治疗也非常重要。总之，这些疾病都会让人身心俱疲。治疗抑郁症释放的正能量可以用来抵抗纤维肌痛带来的挑战。

误区 10　如果没有检测或影像学检查可以证明，纤维肌痛就是不存在的

在这样一个快速发展的社会里，关于纤维肌痛却没有即时的答案和简单的解决方案，这让人难以接受。人们尚不能通过简单的实验室检测来证实或排除纤维肌痛。医生不能在患者的血液中检测到它，也不能在x线片上看到它。因为没有检测纤维肌痛的方法，所以医生只能通过症候群来判断一个人是否患有纤维肌痛。因为疼痛和其他症状因人而异，所以有些人发现很难有一种治疗方法能一以贯之。

真相： 纤维肌痛并不是医生难以诊断的唯一疾病。医生必须依靠一个人的症状来诊断他所患的疾病，包括偏头痛、抑郁症、肠易激综合征、慢性疲劳综合征、其他疼痛性疾病以及盆腔和膀胱疼痛综合征。这些疾病均没有客观确诊的测试方式。就像纤维肌痛一样，医生首先需要排除其他疾病才能诊断这个疾病。

对于诊断纤维肌痛，医生通常会使用专家制定的一套标准。然而，由于纤维肌痛的症状往往与其他疾病的症状存在重叠之处，所以参与确诊过程的任何人都需要有耐心和决心。

当然，新的检测方法会不断涌现。先进的影像测试给研究人员展示了纤维肌痛患者的大脑到底是什么样子的。这项研究能够显示更多关于大脑的细节，包括它是如何对疼痛做出反应的，以及影响疼痛体验的化学物质是如何变化的。不断发展的科学技术可能有一天能够提示纤维肌痛症状的异常之处，如大脑功能减弱和精力减退。

要点： 随着更多的研究不断深入，医生诊断纤维肌痛的速度会越来越快。研究人员对纤维肌痛的了解也会更加深入。他们了解到中枢神经系统的变化会导致疼痛处理方式发生改变。他们还了解到，大脑的变化是导致许多纤维肌痛症状的元凶。

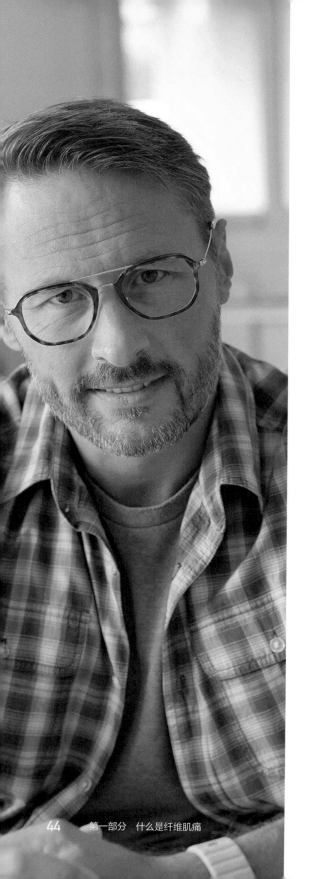

误区 11 只有中年女性才会患上纤维肌痛

确实，中年女性更容易患上纤维肌痛。然而，男性、女性和所有年龄阶段的人群都会受到它的影响。

真相： 美国国家关节炎和肌肉骨骼及皮肤疾病研究所指出，被诊断为纤维肌痛的患者中，80%~90%是女性。这意味着每10个纤维肌痛患者中只有1~2人不是女性。

纤维肌痛对男性和女性的影响方式不同。男性的症状较少、疼痛部位较少、疲劳频率较低、患肠易激综合征的频率较低、压痛点也较少。这一认知有助于人们制订新的标准，以改善纤维肌痛的诊断现状，例如，纤维肌痛的诊断不再需要压痛点，而当前人们使用的纤维肌痛诊断标准依然基于一系列的症状。反过来说，可能患有纤维肌痛的男性数量更多。

与对女性的影响相似，纤维肌痛对男性的身体健康、精神健康、社会关系和职业生涯都会产生影响。但是，有研究表明，人们对男性和女性纤维肌痛患者的看法是不同的。通常来说，人们认为男性患者应该更加坚强。这可能导致男性患者的亲朋好友以及同事对其产生误解。此外，许多医生仍然认为纤维肌痛是一种只影响女性的疾病。随着更多的男性被诊断为纤维肌痛，人们对纤维肌痛的看法会逐渐改变。

与男性一样，儿童和青少年通常也被认为不会受到纤维肌痛的影响。虽然纤维肌痛通常出现在30~60岁的成人身上，但年轻人也有可能患纤维肌痛。儿童的一些症状可能直到成年后才被发现。

据统计，2%~6%的学龄期儿童，尤其是女孩患有纤维肌痛。最常见的诊断年龄是13~15岁。纤维肌痛儿童出现的症状往往与成人的类似。这些症状严重影响他们的学习经历以及与同龄人的关系。

要点：虽然女性更可能被诊断为纤维肌痛，但这是一种可能影响任何年龄和种族的疾病。

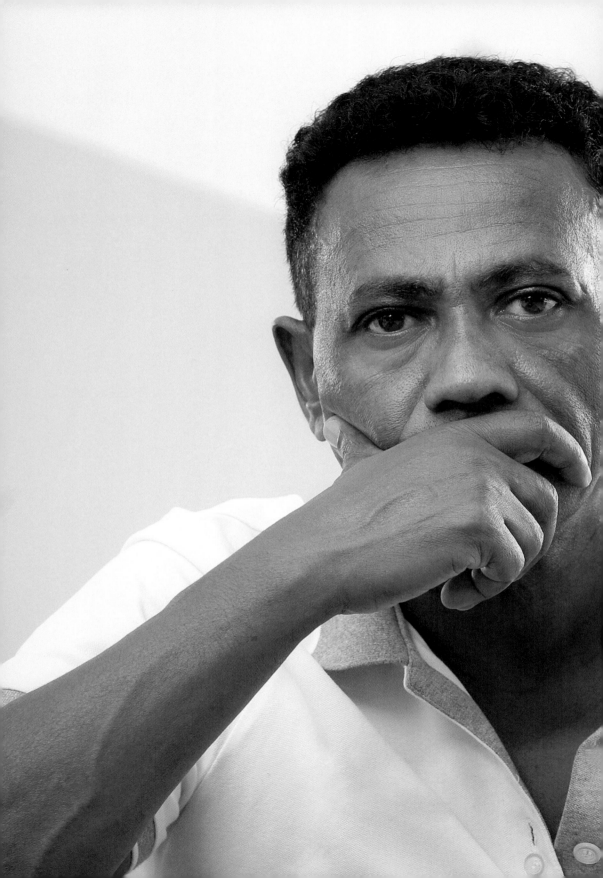

第四章

是什么导致了纤维肌痛

患有纤维肌痛的人一定想知道自己为什么会患这种疾病。这种疾病是什么导致的？除了疼痛，为什么还会感觉到这么多的不适？身体到底发生了什么变化？

虽然有关纤维肌痛的研究仍在进行中，但医学专家和研究人员现在对此疾病的了解比以往任何时候都深入。本章提供了有关纤维肌痛的最新见解，体内发生什么变化会导致纤维肌痛。在这些见解中，重要的是一种叫做中枢敏化的疾病。人们会了解到为什么研究人员和医学专家认为这种疾病是导致纤维肌痛的首要原因。

综上所述，虽然知道纤维肌痛出现的原因是有帮助的，但更重要的是知道如何管理它。这一章提供了患者可能想知道的许多问题的答案，这是患者为管理自身症状、获得快乐生活迈出的又一步。

为什么会患上纤维肌痛

被诊断为纤维肌痛的患者的相关经历可能是令人沮丧的。即使是在今天，问题也仍然多于答案，患者可能还在寻求缓解疼痛和其他症状的办法。

患者可能已经做了许多检查以排除其他的疾病。如果是这样，这些检查结果除了可以排除某种疾病外，并不能提供更多有用的信息。

这些信息都源于这样一个事实：没有一项单一的检查可以明确诊断纤维肌痛。正如第五章中介绍的，纤维肌痛的

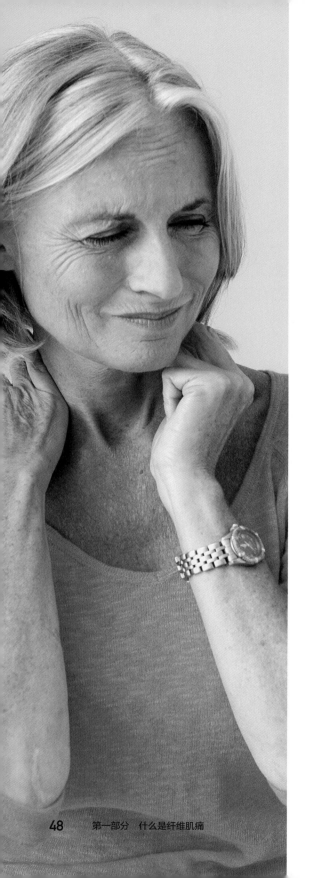

诊断标准历经多年的变化，需要采取多个步骤。

除此之外，当第一次告诉自己的家人、朋友以及医疗团队成员自己的感受时，他们可能不相信。患者也许曾被告知这些症状都只是自己脑海中的想法，就像在第三章中讲到的误区一样。一直以来，无法解释的疼痛都是存在的，而自己所做的一切似乎都没能使病情得到改善。例如，轻柔的抚摸等非伤害性动作可能会让疼痛变得更剧烈。

这些信息可能让患者感到有压力和对未来不确定。

虽然当今人们对纤维肌痛有了更多的了解，但这些认识仍然不足以解决问题，该疾病仍在研究中。通过研究人员的努力，列出了一些有关纤维肌痛的、众所周知的信息。

● 纤维肌痛是一种长期的健康问题。它会影响中枢神经系统，干扰大脑处理疼痛的过程。广泛的疼痛、疲劳、睡眠障碍和记忆缺失只是它的部分症状。

● 纤维肌痛不是渐进性的，也就是说它不是一种会随着时间的推移而逐渐恶化的疾病。纤维肌痛也不会危及生命，不会损伤关节、肌肉或神经。

研究人员了解到，许多突发情况和事件可能会触发纤维肌痛。对纤维肌痛

增加风险的其他因素

纤维肌痛患者往往有许多共同之处。

- **年龄**。任何年龄段均可能患上纤维肌痛，但纤维肌痛在中年人群中更多见，患者年龄多为 30~60 岁。
- **性别**。女性比男性更容易患上纤维肌痛。
- **现有的疼痛**。大多数被诊断为纤维肌痛的人已经经历了另一种疾病所造成的慢性疼痛。
- **家族史**。虽然研究还在不断进行，但研究人员有理由相信纤维肌痛存在家族遗传倾向。

患者来说，任何一种情况都会对身体，特别是对神经系统产生戏剧性的影响。

研究表明，一些影响关节、肌肉和骨骼的疾病可能与纤维肌痛有关。它们包括骨关节炎、类风湿关节炎、红斑狼疮和一种主要影响脊柱的关节炎（强直性脊柱炎）。

好消息是，近年来研究人员一直在进行深入研究，以了解纤维肌痛对患者体内造成了什么影响。他们了解到一种称为中枢敏化的疾病可能发挥了作用。

什么是中枢敏化

许多慢性疼痛，包括纤维肌痛，都可以追溯到中枢神经系统，特别是大脑和脊髓。这就是中枢敏化在纤维肌痛的出现中很重要的原因。

身体被传感器细胞所覆盖。这些细胞可以记录体内发生了什么，例如，它们可以监测痛觉、味觉、触觉或嗅觉。这些细胞将收集到的信息传递到脊髓。从那里，信息再次被传递到大脑。

当大脑接收到来自传感器细胞的信息时，它将决定如何处理这些信息。太热了？那就去阴凉处。太冷了？那就把暖气打开。口渴？那就喝点儿水。这些都是大脑在对这些微小细胞发送的信息进行处理后告诉人们要做什么的例子。

中枢敏化可能引起的其他疾病

除了疼痛，许多其他症状和综合征都与中枢敏化有关。有几种也见于纤维肌痛。

- 麻木或刺痛
- 头痛，包括偏头痛和紧张性头痛
- 肠易激综合征（IBS）
- 疲劳
- 体位性心动过速综合征（POTS）
- 间质性膀胱炎
- 不宁腿综合征（RLS）
- 颞下颌关节（TMJ）紊乱综合征
- 睡眠问题

- 头晕或头昏
- 脑雾，包括记忆问题和短暂的注意力不集中
- 抑郁和焦虑
- 虚弱
- 对光线、噪音、食物、药物或环境变化敏感
- 神经性疼痛
- 慢性盆腔性疼痛

但是随着中枢敏化的发生，这种沟通的敏感性就会提高，就像收音机的音量会随着听众的需求提高一样。随着时间的推移，大脑开始感知这些普通的感觉，如轻轻触碰或轻微的伤害。如果传感器细胞处于高度戒备状态，那么即使没有发生真正的紧急情况，传感器细胞也会向大脑发出求救信号。反过来，如果神经系统在一段时间内持续处于高度戒备状态，也会变得更加敏感。

纤维肌痛患者可以想想自己正在经历的许多症状。中枢敏化，换句话说，一个"敏感度被提高的"神经系统，解释了人们为何会同时感觉到这么多不同的东西，以及它们是如何影响患者的身体的。这就是专家们认为引起纤维肌痛的各种症状，例如，疼痛、麻木和刺痛、精力减退、头晕、睡眠问题、疲劳等的原因。

疼痛信息进入大脑的其他途径 大脑和脊髓是中枢敏化的两个主要参与者。但其他的原因也会导致过多的疼痛信息出现。

例如，神经系统的一部分连接大脑和脊髓与身体的其他部分（周围神经系统）。这个系统中的神经元从肌肉和器官中提取信息，并传递到大脑。这些神经的损伤会导致大脑对疼痛产生误解。

大脑中的化学物质的变化也可能是原因之一。简单地说，化学物质在把身体其他部位的信息传递到大脑的过程中起着一定的作用。人体内的这种被称为神经递质的化学物质可能太多或太少，这会影响身体的其他部位向大脑传递信息的方式和内容。

药物也会影响体内化学物质的变化。例如，医生处方的治疗症状的药物会向身体引入更多的化学物质。当它们聚集在一起时，这些药物会引起某种混乱，从而改变大脑中的疼痛信息。这种混乱会使疼痛更严重。

周围神经系统将大脑和脊髓与身体的其他部位进行连接。这个系统中的神经元从肌肉和器官中提取信息并传递到大脑。

在大脑里 再次回到大脑，我们已经知道纤维肌痛被认为是大脑处理和接收疼痛信息的方式发生了改变引起的。这就是中枢敏化的原理。但大脑中也会发生其他变化。

在动态磁共振成像技术的帮助下，研究人员将那些经历中枢敏化的人群的

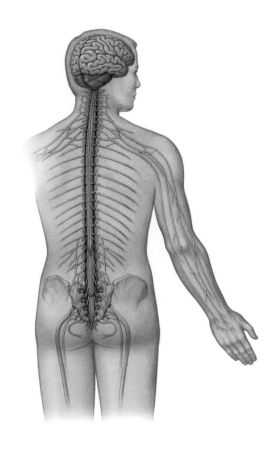

大脑与那些没有经历中枢敏化的人群的大脑进行了比较。在纤维肌痛患者的大脑中，因疼痛而呈现亮信号的范围更大。换句话说，如果大脑中负责处理疼痛信息的区域正在工作，那么它会要求大脑的其他区域也集中精力于疼痛信息的处理上。这意味着，纤维肌痛患者大脑的绝大部分区域都用于处理疼痛问题。

同时，大脑内部的通路和联系更加

直接。想象一幅混合了城市大公路和农村小公路以及羊肠小道的地图，这就是大脑的典型连接方式。但由于中枢敏化和纤维肌痛，很少有小公路和羊肠小道存在。相反，地图上只有几条大公路，所有这些公路的设计都是为了将额外的疼痛信息从全身传递到大脑。

这就引出了神经可塑性的概念。神经可塑性指神经系统在外界和内在因素的刺激下具有在结构和功能上自我修复的能力。这通常是件好事。但在中枢敏化中却不是这样的。相反，在疾病状态下，似乎没有信号告诉负责传递疼痛或其他症状信号的神经需要关闭。例如，受伤引起的疼痛可能早已消除，但神经仍然在向大脑发出关于疼痛的信息，大脑就会认为疼痛依然存在。这会造成持续的疼痛和相关症状，并使这些信息传递到大脑，使人们一遍又一遍地感觉到它们。随着时间的推移，这会导致疼痛和其他症状越来越严重。

研究还显示了什么

虽然中枢敏化是导致纤维肌痛的一个内在理论因素，但研究人员也在研究其他可能的原因。以下是一些最新的研究发现。

挥鞭伤以及其他形式的身体创伤

经过对纤维肌痛的患者进行研究，一些专家发现，多达一半的患者可以将其症状的发作归因于创伤或损伤。例如，研究人员对遭遇车祸的人进行了研究，发现1/5的人在整整两年后出现了与受伤有关的症状，例如，持续的疲劳、头痛、焦虑及对光和声音过度敏感。

研究人员认为，损伤引起的疼痛可能扩散到神经系统的其他部位，进而引起身体其他部位的疼痛以及额外的症状。虽然这可能是创伤导致纤维肌痛的一个例子，但其他研究人员还没有能够证实这些发现。要想证实挥鞭伤和纤维肌痛的联系，还需要更多的研究。

暴露在化学物质中，患红斑狼疮、类风湿关节炎、严重的感染（如传染性单核细胞增多症）以及物理创伤范畴内的疾病也可能导致纤维肌痛发生。一些纤维肌痛患者自述在患上纤维肌痛后从不认为自己能够完全康复。

睡眠障碍

睡眠障碍是纤维肌痛患者的常见症状。患者通常难以入睡或保持睡眠状态，无论睡了多久都会感到休息不足。睡眠质量欠佳是纤维肌痛的标志性症状之一，它可能导致其他症状，如疲劳和脑雾。

情绪障碍和情绪创伤

情绪障碍是纤维肌痛中一个微妙的问题。多年来，正如本书前面（详见第二章）所介绍的一样，医生认为纤维肌痛的症状是患者编造出来的，因为他们找不到原因来解释这些症状。如今，医疗专业人士了解到抑郁和焦虑是纤维肌痛的症状，但这些情绪障碍也可能导致纤维肌痛。

一些研究表明，纤维肌痛更常见于有情绪障碍和焦虑病史的家庭。抑郁、焦虑和其他情绪障碍会给身体带来额外的压力，可能导致纤维肌痛，甚至会使症状恶化。

患者年轻时经历的情绪障碍和情绪创伤也可能导致纤维肌痛。创伤后应激障碍（PTSD）也会影响人们应对压力的反应方式和处理疼痛的方式。另外，研究人员发现，情感创伤和创伤后应激的经历也会导致纤维肌痛。

患者如何以及为什么会感到疼痛

现在你对纤维肌痛的病因有了更多的了解，但这些是如何转化为患者可能

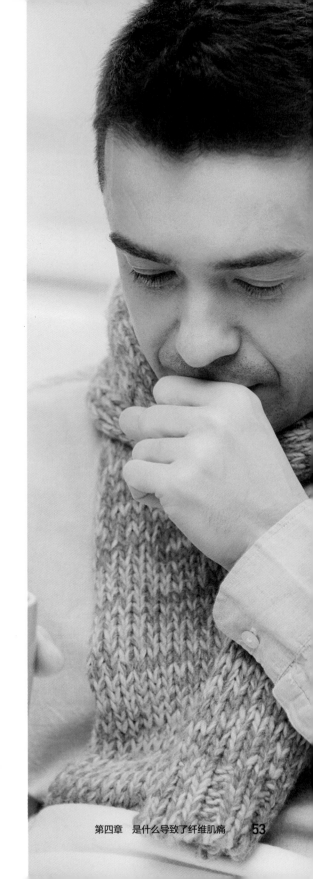

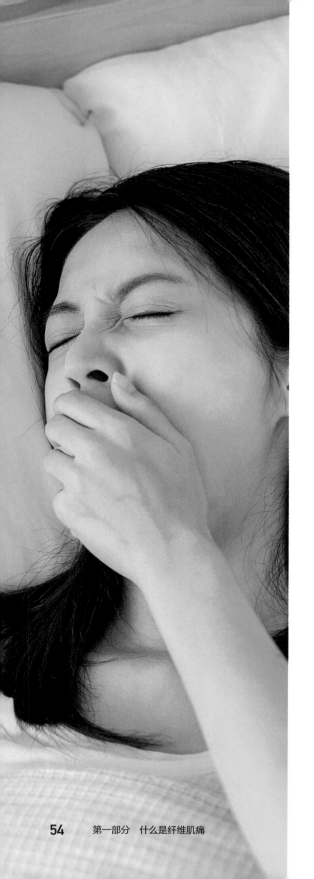

感觉到的疼痛的呢?

疼痛是纤维肌痛的标志性症状之一。有些人把它描述为一种持续性、全身性的钝痛。这种疼痛是慢性的,这意味着疼痛在3个月甚至更长时间内不会消失。

它与急性疼痛不同,急性疼痛是身体在受到伤害时给予的保护性反应。慢性疼痛可能没有明显的诱因,正如本章中所学到的,即使患者已经从受伤状态或手术中恢复正常,疼痛也可能长期存在。

这种疼痛可能是轻微的,也可能是严重的,每位患者可能经历的疼痛程度都不同。

患者感觉到的疼痛可能一天内都在变化,它可能影响患者的关节或肌肉的活动。患者可能不知道是什么导致了疼痛,而且通常没有炎症,也没有其他与疼痛有关的疾病。

本章前面部分介绍了,在纤维肌痛患者中,神经系统的敏感度会提高,甚至会重新选择信息传递的路线。全身的传感器细胞将各种感觉都解读为疼痛,并将这些信息发送到大脑。反过来,越来越多的被发送到大脑的信息都与疼痛相关。大脑中更多的神经致力于处理疼痛信息。

简而言之,这就是纤维肌痛引起的

"每天做的选择可以帮助你管理这些症状，提高生活质量。"

慢性疼痛随着时间的推移会变得越来越严重的原因。

改变疼痛体验

本书的第一部分介绍了纤维肌痛是什么，不是什么，以及纤维肌痛患者的身体里发生了什么。虽然这都是重要的背景知识，但请记住，患者有能力改变这种情况。患者每天做的选择可以帮助其管理这些症状，提高生活质量。患者不应该过着充满疼痛和其他症状的生活。虽然某些症状是纤维肌痛存在的真实表现，但患者可以通过自己的努力降低症状的严重程度。

在本书的后面章节，将会介绍更多关于这方面的知识。患者可以根据本书中的内容创建一个可以立即执行的每日计划。但就目前而言，在这一章中学到的东西能帮助患者了解如何改善自己的感受。

在这一章中介绍了纤维肌痛的成因，以及纤维肌痛的症状是如何与身体的变化联系在一起的。处理纤维肌痛、疼痛和其他症状成为神经系统的主要工作，以至于疼痛占据了主导地位，从而使疼痛信息成为大脑接收到的最多的信息。

传导通路中的疼痛信息过多，以至于淹没了其他愉快的信息。最终，大脑除了疼痛和不适之外，几乎接收不到其他任何信息。

患者能扭转这种趋势吗？试想一下改变神经系统中的传导通路和大脑接收的信息。患者能否创造更多的途径告诉大脑愉快的信息呢？反过来，患者能否让那些不断向大脑传递痛苦的通路变得更安静呢？答案是肯定的。患者有能力做到这些。

阅读本书的其余部分时，患者将学会如何做到这一点，但现在也可以开始思考这个问题，试着询问自己：我该如何应对疼痛。

在这一章中，已经介绍了纤维肌痛是由神经系统的变化引起的，这会导致大脑过度接收疼痛和其他不适的信息。患者对疼痛的反应可以强化大

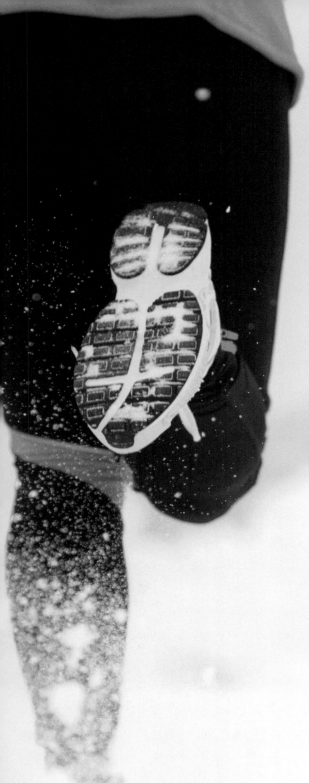

脑接收到的疼痛信息，或者减弱这些信息。

　　举个例子：当疼痛更加严重时，你会做出什么反应？你会选择避免体力活动直到疼痛缓解吗？如果你回答是，说明这是身体的本能反应。许多纤维肌痛患者都会做出这样的反应。但是做出这样的反应不是最佳选择。为什么当感觉到疼痛时，少做一些事情会导致疼痛加重？

　　首先，如果在疼痛时避免活动，在疼痛缓解之后，患者可能做更多的活动，这反过来会导致疼痛加重。其次，随着时间的推移，不活动会导致身体越来越虚弱。患者必须付出比原来更多的努力才能做成一件事。无论在一天内的感觉如何，适当调节活动的节奏比完全避免活动更好。此外，体力活动有助于平息到达大脑的疼痛信息。

　　在第十三章中将介绍更多关于体力活动的知识，在第十四章中将介绍关于活动节奏和节制的问题。

抱有希望的理由

　　由于不知道引起纤维肌痛症状的确切原因，有时患者会感到沮丧。但正如在本章中所说的，在了解纤维肌痛发生的原因以及方式方面，研究人员已经取得了一定的进展。因此，患者要抱有希望。

　　更多地了解这种疾病背后的缘由，是帮助患者有效地管理这种疾病，过上充实、愉快的生活的起点。

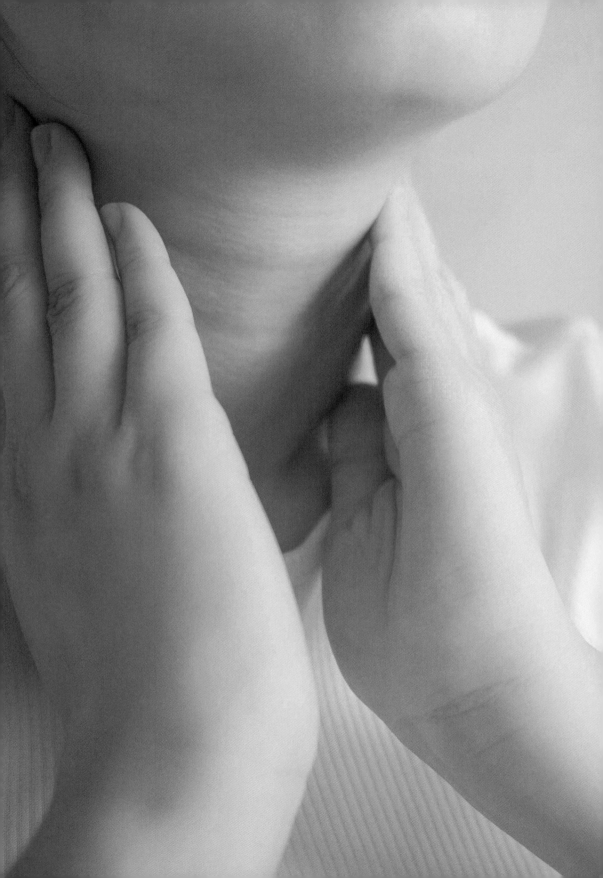

第五章

如何知道自己是否患有纤维肌痛

有些纤维肌痛患者说，他们的疼痛是一种遍及全身的钝痛。有些患者觉得自己好像得了流感，一直无法痊愈。如果有人问起患有纤维肌痛是什么感觉，患者可能会说自己总是很累或者自己总是睡不好觉，很难集中注意力或记忆力减退。纤维肌痛可以被描述为这些或者更多，每个人对纤维肌痛的感受都是不同的。

那么，如何知道自己正在经历的是纤维肌痛还是其他疾病呢？在本章中介绍了医生是如何诊断纤维肌痛的，以及诊断标准是如何随着时间的推移而演变的。通过学习，我们可以找出哪些症状属于纤维肌痛的表现。

不容易诊断

对医生来说，纤维肌痛是很难诊断的，这一点儿都不稀奇。它的症状可以与其他疾病的症状相互重叠。对纤维肌痛患者来说，合并其他疾病也很常见。这导致诊断纤维肌痛非常困难。此外，症状的表现形式因人而异。

没有任何一项检查能够完全确定一个人是否患有纤维肌痛。但专家们了解到，纤维肌痛有一定的特征，可以协助医生确诊。这个过程包括收集病史、了解症状、进行体格检查和血液检测，这些检查可以协助排除其他可能的疾病。

这是目前医生诊断纤维肌痛的方法，而达到目前这一程度花了几十年的时间。

诊断标准是如何改变的

纤维肌痛有着悠久的历史，可以追溯到几千年前。

尽管近年来研究人员取得了很大的进展，但直到1990年，世界卫生组织才承认纤维肌痛是一种官方认可的疾病。1976年，这种疾病被命名为纤维肌痛。在此之前，医生没有找到引起纤维肌痛的生理原因，所以纤维肌痛经常被误认为是一种精神疾病。

虽然目前还没有一项单独的检查能明确某人出现某些症状是因为患有纤维肌痛，但一些检查有助于诊断。这些检查的结果可以帮助医生确定某人是否患有纤维肌痛。以下是这些年来诊断标准的变化。

1990年美国疼痛学会发布的纤维肌痛诊断分级标准

美国风湿病学会于1990年发布了纤维肌痛诊断分级标准。这个标准使临床医生对这个疾病有了更清楚的认识。同时，有助于临床医生尽早根据症状做出诊断。根据纤维肌痛诊断分级标准符合以下条件即可被诊断为纤维肌痛。

（1）出现持续至少三个月的广泛性慢性疼痛

（2）用力按压时，18个压痛点中至少有11个部位出现疼痛。（请参阅下一页的压痛点。）

但压痛点最终从诊断标准中删除了，因为没有标准的方法来测试和记录它们。此外，一些纤维肌痛患者没有压痛点，而有些人虽然有压痛点，但没有患纤维肌痛。

什么是"广泛性疼痛"

"广泛性疼痛"一词可用于描述纤维肌痛的症状。它指身体某些部位的疼痛，这些疼痛可以沿着传导通路到达大脑。"广泛性疼痛"是能累及身体两侧，以及腰部以上和以下区域的疼痛。

什么是压痛点

1990年发布的纤维肌痛诊断分级标准要求检查全身的压痛点。当医生对这些部位施加一定的压力时，纤维肌痛患者可能会感到疼痛或对此很敏感。在这些部位中，至少有11处出现疼痛是确诊某人患有纤维肌痛的一个线索。

如今人们不再需要用压痛点来判断某人是否患有纤维肌痛，因为有些纤维肌痛患者有压痛点，而一些有压痛点的患者并没有患纤维肌痛。

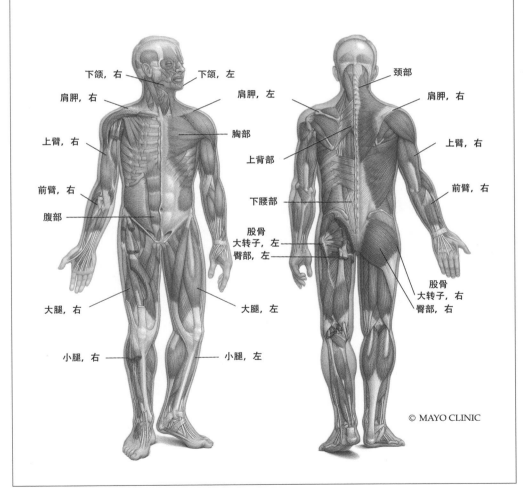

下颌，右　　下颌，左　　颈部

肩胛，右　　肩胛，左　　肩胛，右

上臂，右　　胸部　　上臂，右

前臂，右　　上背部

腹部　　下腰部　　前臂，右

股骨大转子，左
臀部，左

股骨大转子，右
臀部，右

大腿，右　　大腿，左

小腿，右　　小腿，左

© MAYO CLINIC

2010 年纤维肌痛诊断分级标准

2010年，美国风湿病学会修订了1990年的纤维肌痛诊断分级标准。

根据纤维肌痛诊断分级标准，必须经历至少三个月不明原因的疼痛才能被诊断为纤维肌痛，但不再需要测试压痛点。2010年的纤维肌痛诊断分级标准添加了一份问题清单，供医生询问每个人的疼痛情况。

例如，医生会询问患者疼痛的部位以及疼痛的持续时间，还会询问患者的病史，并试图找出患者在过去半年内是否有始于关节、骨骼或皮肤的不适或症状。

医生还会询问患者是否受到疲劳、睡眠不足以及思维或记忆问题的影响。

2011 年对纤维肌痛诊断分级标准的修改

2011年的纤维肌痛诊断分级标准提供了更全面的诊断标准，但医生需要花很长时间才能在患者就诊期间进行必要的询问并做出诊断。

这导致纤维肌痛诊断分级标准发生了变化。如今，人们可以跳过面对面就诊环节，取而代之的是填写一份问卷。人们可以在没有医生在场的情况下列出自己的症状，然后，医生将面对面的进

行查体和评分，以最终确认患者是否患有纤维肌痛。

2013 年可供选择的纤维肌痛诊断分级标准

2013年，美国风湿病学会发布了一套可供选择的新的纤维肌痛诊断分级标准。新的纤维肌痛诊断分级标准增加了纤维肌痛的症状的描述，还包括了患者身上可能出现的更多的疼痛部位。与2010/2011年的纤维肌痛诊断分级标准相比，2013年更新的纤维肌痛诊断分级标准增加了9个可能出现疼痛的部位。（在下一页查看比较列表）

与2010/2011年的纤维肌痛诊断分级标准一样，人们需要完成一份问卷，以告知医生自己有哪些症状，以及这些症状有多严重。医生会认真审视这份问卷，并最终确认患者是否患有纤维肌痛。

如今的纤维肌痛诊断分级标准

医生目前使用的纤维肌痛诊断分级标准发布于2016年。除了延续早期的纤维肌痛诊断分级标准的大部分内容外，如今的纤维肌痛诊断分级标准还包括一些新内容。

根据如今的纤维肌痛诊断分级标准，纤维肌痛的患者必须做到如下。

- 对疼痛的广泛程度和症状的严重程度进行评分。这个分数是基于患者对广泛疼痛指数问卷以及症状严重程度问卷的回答来计算的。

- 在身体的五个部位中至少有四个部位（不包括面部和腹部）出现疼痛。这些区域由身体的上下或左右两侧组成，这五个区域包括颈部、上下背部、胸部和腹部。

- 相同水平的纤维肌痛的症状持续至少三个月。

- 与其他疾病无关的疼痛。然而，有些纤维肌痛患者可能同时患有其他可能与纤维肌痛有关或无关的疾病。

一些医生仍然将压痛点的测试作为检查的一部分，尽管该测试并不包括在如今的纤维肌痛诊断分级标准中。但据了解，虽然压痛点可以帮助医生确定某人是否患有纤维肌痛，但压痛点并不总是见于纤维肌痛。

2010/2011 年与 2013 年纤维肌痛诊断分级标准的比较

2010/2011 年纤维肌痛诊断分级标准中的症状	2013 年纤维肌痛诊断分级标准中的症状
疲劳	疼痛
醒来后出现疲劳感	乏力
思考和记忆问题	肌肉 / 四肢僵硬
	睡眠障碍
	抑郁
	记忆问题
	焦虑
	触痛
	平衡问题
	对噪音、强光、气味和寒冷的敏感性

其他症状

正如前面所讲到的，纤维肌痛被认为与一个被称为中枢敏化的过程有关。（见第49页）

随着中枢敏化，遍布全身的神经传感器和大脑之间的交流被放大。这使得患者的感觉更加强烈。轻触即可产生疼痛，对患者来说，极低的声响就足以引起他们的注意，而微弱的灯光似乎也明亮得令人难以忍受。

与纤维肌痛类似，中枢敏化也被认为可能引起其他几种疾病。这就是为什么许多纤维肌痛患者除了纤维肌痛外还经常出现其他症状和疾病。这也是为什么患者可能出现似乎彼此无关的症状。在现实中，它们确实可能通过中枢敏化相互关联。研究人员认为，有25种症状与中枢敏化有关。以下是最常见的几种症状，其中许多症状可能是纤维肌痛患者正在经历的。在前面（见第50页）已经做了介绍。在此，我们将详细讲述这些症状。

疲劳

疲劳是中枢敏化的典型症状。它可能来来去去也可能一直存在，并不会在睡醒后消失。当患者经历了六个月甚至更长时间的疲劳，且没有其他疾病可以解释时，它就转变成了慢性疲劳。

麻木或刺痛

如果受到中枢敏化的影响，患者可能感到麻木或刺痛，而不是持续性、广泛性疼痛。

头痛

偏头痛和紧张性头痛是中枢敏化的常见症状。虽然紧张性头痛会导致头部的疼痛和压力过大，但偏头痛也可能引起其他症状，如恶心、呕吐、虚弱、麻木以及对光和声音极度敏感。

脑雾

感知错误、记忆问题或短暂的注意力不集中都可能是中枢敏化的症状。这些症状均与纤维肌痛有关，患者可能认为这个症状是"纤维雾"。

睡眠问题

经历中枢敏化的人常常伴有睡眠困难。有些人可能睡得太多，而另一些人要么睡眠不足，要么醒来后精神不佳。对那些经常打鼾或超重的人来说，首先排除睡眠呼吸暂停综合征是很重要的。

头晕

头晕可能一直存在，也可能只在快速坐下或站立时出现。

不宁腿综合征（RLS）

中枢敏化可能影响腿部，引发一种被称为不宁腿综合征（RLS）的疾病。RLS患者腿部经常出现虫蠕动、拉动、颤动、疼痛或瘙痒的感觉，尤其是在晚上。

缓解这种不适的唯一方法是活动双腿。RLS通常会导致慢性疲劳，因为它会使人难以入睡。

颞下颌关节（TMJ）紊乱综合征

颞下颌关节（TMJ）紊乱综合征指下颌关节以及周围肌肉在无任何损伤的情况下出现的疼痛。

肠易激综合征（IBS）

肠易激综合征（IBS）会影响大肠（结肠）。常会出现腹部绞痛、腹泻、腹胀和便秘等症状。

间质性膀胱炎

间质性膀胱炎会引起膀胱的疼痛和压力增大，进而导致尿频和盆腔疼痛，但没有组织损伤或感染的迹象。

虚弱

虚弱是一种与中枢敏化相伴随的症状。

慢性盆腔性疼痛

慢性盆腔性疼痛是肚脐以下部位的疼痛，与月经疼痛不同。在有中枢敏化的女性中，慢性盆腔性疼痛和月经疼痛往往重叠，因此，医生通常会首先排除因为月经问题导致的慢性盆腔性疼痛。

抑郁和焦虑

抑郁和焦虑是与中枢敏化相伴随的症状。多年来，由中枢敏化引起的症状都被认为是患者想象出来的。如今，医生了解到抑郁和焦虑可能是由身体症状引起的，但焦虑和抑郁也可能引起身体症状。好消息是，抑郁和焦虑都是可以治疗的。

过度敏感

随着中枢敏化的发生，身体可能对环境中的事物，例如，食物、光线、噪音、药物或环境产生过度反应。

在医生办公室里

现在你对医生如何诊断纤维肌痛有了更多的了解，你如果认为自己可能有纤维肌痛，但又不确定时，该怎么办？

在被诊断为纤维肌痛之前，第一步是与医生交谈。自己正在经历的症状可能是另一种疾病导致的，这是需要首先明确的。如果症状不是由其他疾病引起的，那么医生可以帮助判断这些症状是否是纤维肌痛导致的。

这可能需要风湿科医生的帮助。风湿科医生是受过专门训练，主要负责诊断和治疗影响关节、肌肉和骨骼疾病的医生。关键是确保从医生那里得到纤维肌痛的准确诊断。

以下是诊断纤维肌痛需要进行的检查和采取的步骤。

● **病史**。医生会收集患者的病史以及正在服用的药物的信息。患者可以列出既往确诊的疾病。

● **筛查**。医生可能要求患者完成本章前面提到的筛查检测，包括广泛性疼痛指数和症状严重程度量表调查，它们可以帮助患者客观评价这些症状，以及症状持续的时间和对身体的影响程度。患者还可以在图表上标注出曾经出现过疼痛的区域。患者负责填写这些调查问卷，医生会有针对性地与患者进行交谈。

● **血液检测**。医生可能开具抽血的化验检查。尽管没有具体的检测项目可以用来确诊纤维肌痛，但血液检测可以用于排除可能引起当前症状的其他疾病。需要注意的是，如果化验检查提示有纤维肌痛以外的其他疾病，也不能完全排除患者没有患纤维肌痛。这就需要与医生进行充分的沟通交流，医生会协助患者寻找引起症状的真正原因。

一旦被确诊为纤维肌痛，患者就可以针对症状采取管理措施。继续阅读本书，就能更深入地了解如何去做。

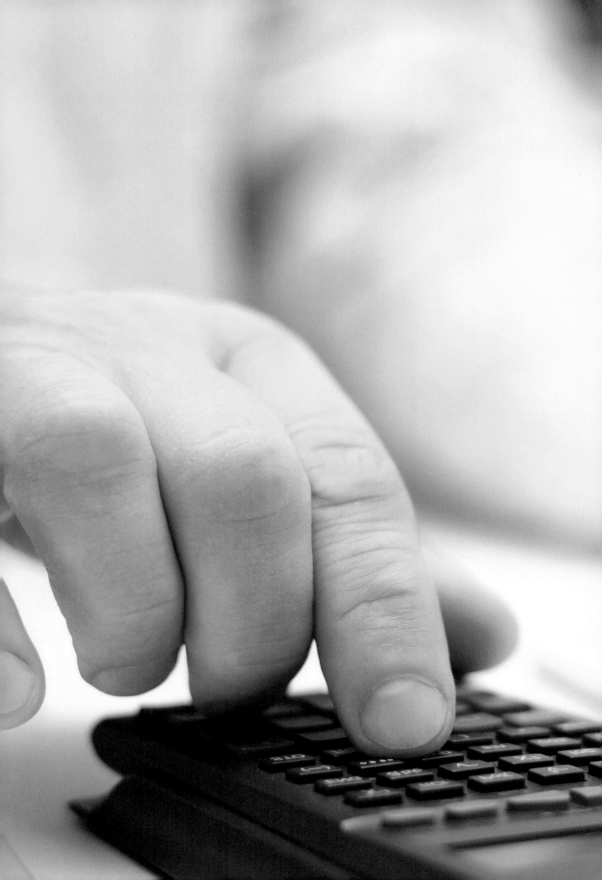

第六章

纤维肌痛的代价

到目前为止，人们已经了解了纤维肌痛是什么，是什么原因造成的，还通过格洛丽亚和贾斯图斯在本书开头分享的个人故事，对这个疾病有了初步的认识。

基于目前所了解的信息，人们会问：纤维肌痛对患者的生活影响有多大？本章中就有这个问题的答案。

未经治疗的纤维肌痛患者生活成本很高。它不仅体现在经济上，还体现在精神和情感上。

以本章中的内容作为动机，创建个性化的每日计划，可以帮助患者避免纤维肌痛造成的损失。

治疗纤维肌痛的花费有多少

治疗纤维肌痛的花费有多少？这个问题看起来很容易回答。患者需要做的就是算出花在医疗保健、检查、药物和其他治疗上的钱有多少，然后把它们加起来即可。这样就得出了一个大概的数字，对吗？但并不是这么简单的。虽然一些与纤维肌痛有关的成本可以用钱衡量，但真正的、总的代价可能更高，而且很难用数字来衡量。

纤维肌痛被描述为"冰山"。这意味着纤维肌痛看上去危害不大。毕竟，随着时间的推移，情况不会变得更糟。

纤维肌痛也不是致命性疾病，甚至纤维肌痛患者看起来和其他人没有什么不同。但在身体内部，这种疾病以多种方式干扰着患者的生活。

纤维肌痛会影响人们的工作、人际关系以及日常活动。生活中没有任何东西能免受它的影响。患者可能在一天中的大部分时间都感到浑身疼痛，也可能感觉太累以至于不能工作，甚至不能做简单的家务，还可能发现自己甚至难以记住待办事项清单上最重要的内容。

患者也有可能遇到与纤维肌痛有关的其他疾病的影响，这些在第五章中已经讲述。头痛、肠易激综合征或抑郁症都可能加重纤维肌痛的症状。

纤维肌痛会让患者感到恐惧。从诊断到治疗的艰辛历程足以考验任何人的毅力。诊断纤维肌痛是一个漫长的过程，许多纤维肌痛患者在这个漫长的过程中精神压力过大。从症状开始到排除其他可能的疾病并做出最终的诊断可能需要几年的时间，其间需要做很多检查，经历复杂的就诊过程。

然后，才能进入治疗阶段。根据症状及严重程度，可能需要尝试多种治疗措施，直到找到有效的治疗方法。

但好消息是，有了正确的治疗计划来管理出现的症状，患者就可以克服这些困难，甚至避免在本章中提到的大部分症状。

经济困难

纤维肌痛患者可能觉得自己花了很多时间在候诊室与医护人员交谈，这些时间远多于在其他任何地方与任何人的交谈时间。

研究结果显示了患者为什么会有这种感觉。有研究显示，纤维肌痛患者每年有10~20次就诊经历。平均一下，每个月要就诊1~2次。这也意味着患者需要支付较高的费用。这还不包括预约就诊需要的费用。再加上化验检查以及治疗所需的费用，纤维肌痛会对患者造成较大的经济压力。

在一项研究中，研究人员分析了纤维肌痛患者的具体花费。他们考虑到治疗纤维肌痛所需的直接费用，包括就诊、化验检查、药物和其他治疗措施所需的费用，以及住院时间；还计算了间接的花费，如失业、工资减少以及与基本日常需求有关的费用，如儿童保育费和家政服务费。

"纤维雾影响了一半甚至全部纤维肌痛患者的各个方面。"

把所有因素加起来后，研究人员发现，症状严重的纤维肌痛患者每年可能要花4万美元，其中3万多美元是应对疾病的间接支出。

职场的挑战

纤维肌痛患者在工作场所面临的精神挑战之一是一种被称为"纤维雾"的症状。这个术语被用来描述与纤维肌痛相关的记忆问题和短暂的注意力不集中。虽然疼痛是纤维肌痛最常见的症状，但有些人认为纤维雾比疼痛更具有致残性。它会影响患者与他人之间的互动，并使患者难以完成日常要做的事。纤维雾影响了一半甚至全部纤维肌痛患者的各个方面。

伴随纤维肌痛而来的疼痛、疲劳、睡眠不足和抑郁也会导致思想表达方面的问题。患者可能变得更加健忘，思维可能变得杂乱无章，还可能更容易分心。这些症状可能导致患者很难适应周围环境的变化，反应时间变长。

对有些患者来说，纤维肌痛的挑战导致他们完全停止了工作。在被确诊为纤维肌痛的患者中，有1/3的人需要接受短期甚至长期的残疾补助。

选择继续工作的纤维肌痛患者可能需要更换工作、减少工作量或经常请病假，这都是他们的症状导致的。如果没有工作，他们就无法支付治疗所需的费用，这导致已经非常紧张的患者压力变得更大。在第十九章中介绍了更多关于残疾的知识。

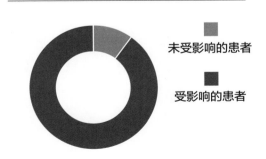

未受影响的患者

受影响的患者

纤维雾影响了一半甚至全部纤维肌痛患者的各个方面

睡眠障碍

几乎所有纤维肌痛患者都存在睡眠障碍。入睡困难和缺乏深度睡眠是最大的两个睡眠障碍。无论睡了多久，早晨醒来时都很疲倦。

这是一个恶性循环。疼痛会降低睡眠质量，睡眠不足又会使疼痛加剧。一些研究表明，睡眠质量低下会导致患者更容易遭受纤维肌痛的其他影响，如焦虑和抑郁。

睡眠障碍也可能与纤维肌痛的其他影响（如记忆力问题和注意力不集中）有关。此外，许多纤维肌痛患者早上起床困难，因为他们并没有通过睡眠而得到休息或一直处于疼痛中。本书第十六章中有更多有关睡眠的知识。

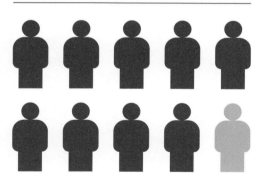

10个纤维肌痛患者中有9个患者存在睡眠障碍

疲劳

纤维肌痛患者可能感到很累，甚至做最简单的事情都有困难。一项调查发现，与正常人相比，纤维肌痛患者完成一项任务通常需要更多的时间和更多的努力。调查参与者表示，疲劳与纤维肌痛引起的疼痛都是他们生活中的一部分。

一位调查参与者说："你每天得到10加仑（37.85升）汽油，用某种方式消耗掉它们后，你会发现自己突然只能站在厨房的水槽旁，甚至不能再坚持一秒。你不能再做饭、也不能再洗菜了，只想坐下休息。"

患者可能会发现，要限制自己的精力确保完成必须做的事情，并把其他一切事情都放在次要位置上，例如，烹饪晚餐是重要的待办事项，但洗衣服和整理花园就没那么重要了。

此外，有时候患者会发现自己在某个时间段有更充沛的精力，所以患者需要在这些时候，例如在深夜或下午完成重要的事。不能完成日常事务会令患者沮丧，因此患者可能会为此而一直努力。

适度的调整生活节奏是防止疲劳的重要方法。本书将在第十四章中介绍如何根据个人情况调整生活节奏、制订每日计划。

机体退化

只是从床上移动到一张椅子上再到床上就会很累。这就是所谓的机体退化。

机体退化意味着患者不能移动自己的身体，因为患者无法使用肌肉。随着年龄的增长，肌肉量会减少。同样的事情也可能发生在纤维肌痛患者身上。一项研究发现，患有纤维肌痛的女性的肌肉重量只有正常女性肌肉重量的2/3。

当肌肉力量下降时，患者可能觉得自己的纤维肌痛正在恶化，下床或走出浴缸都会变得困难。机体退化会降低患者的生活质量，还会降低患者的独立自主能力。机体退化导致患者很难完成自己喜欢的事情，例如，徒步旅行、园艺或驾车旅行。

机体退化也会导致更多的疼痛。当肌肉失用时，肌肉的血供就会减少。当肌肉没有得到足够的血液供应时，就会对疼痛变得更加敏感。机体退化还会增加受伤的风险。

虽然有些纤维肌痛患者因为疼痛不想运动，但实际上，10个纤维肌痛患者中只有4个患者害怕运动。这种恐惧也可能是导致机体退化的恶性循环。运动越少就越不能运动，这反过来会导致更多的疼痛、残疾和抑郁。

谈到机体退化，也有个好消息。患者可以通过规律的运动来干预甚至阻止机体退化的发生。规律运动肌肉可以预防肌肉萎缩和与之相关的疼痛。

当知道运动对人体是有好处的，但是做每件事都很痛苦、总是为此感到精疲力竭的时候，该怎么做呢？

研究表明，低强度的运动，如步行、骑自行车和游泳以及力量训练有助于缓解疼痛和改善肌肉功能。让运动变成一种帮助而不是伤害的关键是要慢慢开始，逐渐提升运动的持续时间和强度。

在本书的第十三章中将介绍如何在感到痛苦和疲劳的情况下让体力活动回归生活。

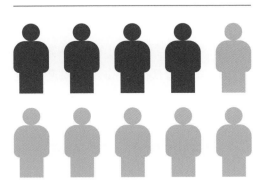

实际上10个纤维肌痛患者中只有4个患者害怕运动

人际关系紧张，感到孤独

有一半以上的纤维肌痛患者在处理人际关系方面面临着较大的问题。

更具体地说，一项来自美国纤维肌痛和慢性疼痛协会的调查表明，有一半以上的纤维肌痛患者认为他们的病情破坏了他们与配偶或伴侣之间的关系。

调查还发现：

● 每4名受访者中就有1名以上的受访者认为他（或她）的配偶不了解纤维肌痛；

● 每10名受访者中就有1名受访者表示纤维肌痛导致了一段人际关系的破裂；

● 每4名受访者中就有1名受访者表示他（或她）的孩子认为他们的症状被夸大了。

人们可能质疑纤维肌痛患者的症状，甚至完全质疑纤维肌痛，因为他们不了解纤维肌痛，再加上即使患者有各种各样的症状，依然看起来很健康。这种误解会在患者和他们接触的人之间，甚至是与患者最亲近的人之间造成裂痕。这种情况下，患者的压力可能导致症状恶化。

当不确定自己的感受，进而无法自己制订计划或对计划做出承诺时，人际关系可能更加紧张。例如，不能与孩子一起游戏或在后院玩耍，孩子就会有怨言。一直以来，患者都希望能花更多的时间与家人和朋友在一起，但又不能做到这些，因为疼痛太严重，而且总是感觉很累。

有些纤维肌痛患者会躲避与朋友和家人的会面，因为他们害怕受到批评。如果选择了分享有关纤维肌痛的细节，患者可能会与那些很快就能提供如何缓解症状建议的家人或朋友产生争论。

还有日常责任的转变。要求配偶或伴侣承担更多的家务和照顾孩子可能导致怨恨情绪。纤维肌痛也可能影响性冲动，从而对人际关系造成更多的不良影响。所有这些都会使患者感到孤独，好像没有人相信自己，也没有人可以交谈。

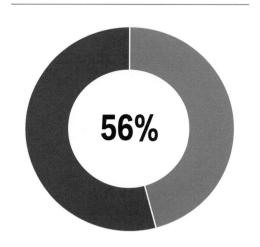

有一半以上的纤维肌痛患者在处理人际关系方面面临着较大的问题

纤维肌痛对男性的影响

纤维肌痛通常被认为是一种只影响女性的疾病，但它也影响了许多男性。事实上，如今被诊断为纤维肌痛的男性比以往任何时候都多。这主要归因于近年来纤维肌痛诊断标准的变化。

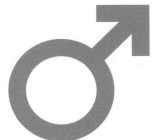

根据既往的纤维肌痛诊断标准，纤维肌痛患者中，女性与男性的比例为9：1。而新的诊断标准使这一差距大大缩小，目前，纤维肌痛患者中女性与男性的比例为2：1。与女性相比，男性患者可能难以应对这种疾病，在某些情况下更是如此。

一些研究表明，男性纤维肌痛患者感受到的疼痛与女性患者相同。其他研究发现，男性患者面临更多的精神和情感挑战、更多的躯体活动受限。一些研究人员甚至认为，与女性患者相比，男性患者的生活质量更低。一位研究参与者表示，纤维肌痛完全改变了他的生活，他的生活再也不能恢复到被诊断为纤维肌痛之前的水平。他说："纤维肌痛改变了我的一生以及我和家人的生活。"

有些男性觉得医生不重视他们的症状。除了广泛性疼痛、抑郁和疲劳以外，他们还受到睡眠不足和纤维雾的困扰。

患者的工作问题也值得关注。一项调查发现，许多男性纤维肌痛患者浪费了许多工作时间。有些患者称他们一年中会错过九个月的工作时间。还有一些患者因疾病而失去了工作，或者因为不能再工作而不得不申请残疾补助。鉴于男性往往是家庭的支柱，因病无法工作不仅会在经济方面，而且会在自尊心和自我价值实现方面对男性患者造成较大的打击。

其实不用这样。家人和朋友的支持是帮助患者恢复生活和更好的适应纤维肌痛的必要条件。

第一步是要知道从哪里开始以及如何开始行动。在第十八章中，将详细介绍如何修复紧张或受损的人际关系，并从家人那里得到所需要的支持。

纤维肌痛如何影响家庭

当被诊断为纤维肌痛时，患者可能会陷入混杂的情绪，以至于必须调整生活节奏，以摆脱窘境。

患者的家人也在适应纤维肌痛带来的变化。在争取获得家人的支持之前，想想自己的疾病可能如何影响他们。患者对家人的理解会使家人更加支持他们。

和患者一样，患者的家人也在这个过程中把他们的思想集中在患者患有慢性疼痛上。当他们试图理解这对患者和自己意味着什么时，他们很可能也有一系列的感受，包括内疚、恐惧和焦虑。

家人也可能不确定纤维肌痛将如何影响患者与他们之间的关系。家人可能担心患者的疾病会限制他们的日常生活，迫使他们适应新的日常生活方式，或者错过他们喜欢的活动。他们也可能在面对患者的痛苦时无能为力。这些忧虑和情绪会给家庭和人际关系带来压力。尤其是最亲密的人，如配偶。

患者和家人可能对每次纤维肌痛症状的出现感到紧张。因为患者的痛苦和疲劳是他人看不见的，家人可能最初不明白患者的症状有多严重。起初，他们可能质疑患者的痛苦是否真的那么严重，或者患者为什么需要额外的午睡。这种误解会对患者造成新的伤害，还可能引起家庭冲突。

他们无法确切地知道患者正在经历什么，他们需要时间来充分掌握纤维肌痛对患者来说有多么痛苦。

就像他们知道纤维肌痛会影响患者一样，患者与纤维肌痛的斗争也会影响他们的家庭。当复发的疼痛或疲劳感阻止患者参加家庭活动或迫使患者改变计划时，患者的家人可能感到悲伤或怨恨。有时患者会因为疼痛、疲劳和压力而变得更加易怒或脾气暴躁。

患者不必总是忽视自己的感受或总是摆出一张快乐的脸。重要的是努力关注自己能做的事情，而不是做不了的事情。如果过度关注脑海中的负面情绪，甚至陷入悲观的状态，很可能影响到人际关系。

如果真的对家人发火了，就要及时获得他们的谅解，并让他们知道自己正在努力培养更积极的生活态度。

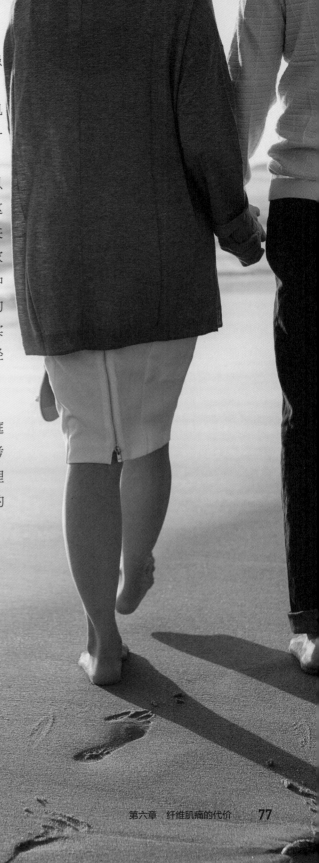

在努力保持乐观心态的过程中，患者必须以身作则，为家人树立榜样。

随着时间的推移，许多患有纤维肌痛等慢性疾病的人的家庭开始接受这一疾病，并共同努力创造新的生活常态。

这些家庭认为，通过团队合作可以很好地治疗纤维肌痛。他们不会忽视这一疾病，但也不会认为这是需要额外关注或过度影响家庭生活的事情。这些家庭没有把纤维肌痛作为他们生活的中心，而是寻找方法继续从事许多先前的活动，即使他们必须做一些改变才能实现。一些家庭认为，应对慢性疾病的经历实际上使他们彼此之间更加亲密了，同时增强了彼此的联系。

毫无疑问，纤维肌痛会使一个家庭面临挑战，并使人际关系面临严峻考验。但是有了善良、耐心、爱心和理解，患者依然可以继续拥有温馨幸福的家庭生活。

对心理健康的影响

根据这本书中的内容，纤维肌痛可能引起抑郁、愤怒、恐惧或焦虑，患者并不用为此感到惊讶。

当刚被确诊为纤维肌痛或很长时间都未能被确诊时，有抑郁、愤怒、恐惧等情绪是很自然的。事实上，患有纤维肌痛的成人经历严重抑郁的风险是没有患纤维肌痛的成人的3倍。

患者可能感到焦虑或沮丧，因为担心自己的朋友会因为不了解自己的病情而抛弃自己；还可能担心失去工作。患者可能觉得自己失去了部分身份，尤其是不得不更换工作或修改日常任务时。

不幸的是，许多人没有与他们的医疗团队谈论自己的抑郁和焦虑。他们可能担心自己被贴上"疯子"的标签，或担心自己的抑郁或焦虑会分散医生的注意力，使医生无法找到导致他们纤维肌痛症状的原因。

研究表明，抑郁情绪会增加纤维肌痛的患病风险，同时，纤维肌痛使抑郁症更有可能发生。如果同时患有纤维肌痛和抑郁症，患者会更加精疲力竭。这会导致患者更难采取能帮助自己改善病情的措施。

即使不愿意这样做，也请尝试与自己的医疗团队谈谈个人感受。治疗抑郁和焦虑有助于患者更好地管理纤维肌痛。

在第十五章中，将详细介绍更多可以减轻压力和改善情绪的措施。

滥用药物

阿片类药物用于治疗慢性疼痛是一个热点话题。阿片类药物可以用来治疗某些类型的疼痛，但使用阿片类药物止痛通常需要付出高昂的代价。

阿片类药物成瘾性高。美国超剂量使用阿片类药物的人数正在以惊人的速度增长。如何更好地使用阿片类药物，以及是否应将其用于治疗慢性疼痛，是医生、政府机构和公职人员一直探讨的问题。

目前，尚没有指南建议使用阿片类药物治疗纤维肌痛。然而，研究表明，1/3的纤维肌痛患者在使用阿片类药物镇痛。

长期使用阿片类药物会带来很多风险。据估计，使用阿片类药物治疗慢性疼痛的人中，约有1/4在滥用这些药物。在美国，服用过量药物是50岁以下成人死亡的主要原因，其中阿片类药物导致的死亡人数占死亡总人数的一半以上。某一年，美国超过42000人死于过量使用阿片类药物。此外，长期使用阿片类药物可能导致更严重的疼痛，这种情况被称为痛觉过敏。第七章中介绍

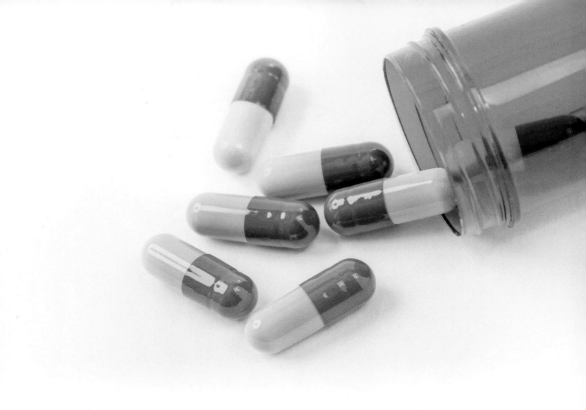

了更多关于阿片类药物的相关知识。

但滥用阿片类药物并不是唯一的问题。混合用药、饮酒的同时服用药物、滥用酒精或药物也是值得关注的问题。

研究显示，滥用酒精和慢性疼痛相互关联。多达1/4的慢性疼痛患者滥用酒精。有研究表明，因滥用酒精接受治疗的患者中，有1/2～3/4有中度到重度疼痛。在一项对纤维肌痛患者中出现广泛性疼痛的调查中发现，1/5的受访者是中度到重度饮酒者。

混合用药也是慢性疼痛患者关心的问题。在一项研究中，每4个死于过量服用药物的人中就有1人服用阿片类药物和加巴喷丁。第七章介绍了更多关于加巴喷丁的知识。

正如人们所看到的，纤维肌痛造成的不良影响是不可估量的。然而，症状管理有助于患者恢复正常的生活。在接下来的章节中，详细介绍了采取哪些步骤可以让患者开始一天的美好生活。

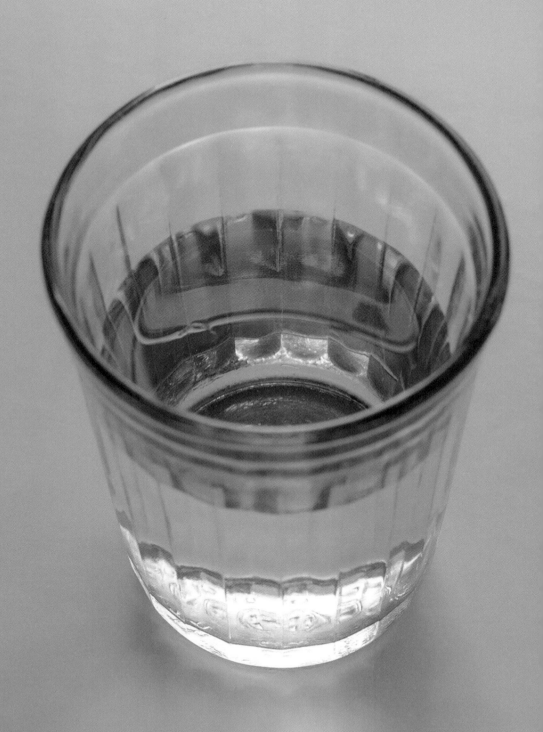

第二部分

治疗纤维肌痛

现在，你对纤维肌痛已经有了基本的了解，下面将介绍治疗纤维肌痛的最佳方法。

当涉及任何一种健康问题时，药物和综合性治疗往往是人们寻求解脱的两个途径。因此，下面将介绍用于治疗纤维肌痛的药物和综合疗法，二者各有利弊。本部分还将深入介绍一些特别的项目和机构，这些项目和机构致力于帮助患者治疗纤维肌痛和其他与疼痛相关的疾病。

当读完本部分时，请记住，目前还没有治愈纤维肌痛的方法。这种疾病不可能消失。这种疾病不是任何药物能"彻底解决"的，也就是说，有一些疗法和技术可以在一定程度上控制症状，不管它们是什么。

接下来的几章将帮助患者制订一个个性化的、有效的计划，患者可以每天使用它来控制自己的症状，更重要的是，患者可以充分享受生活。

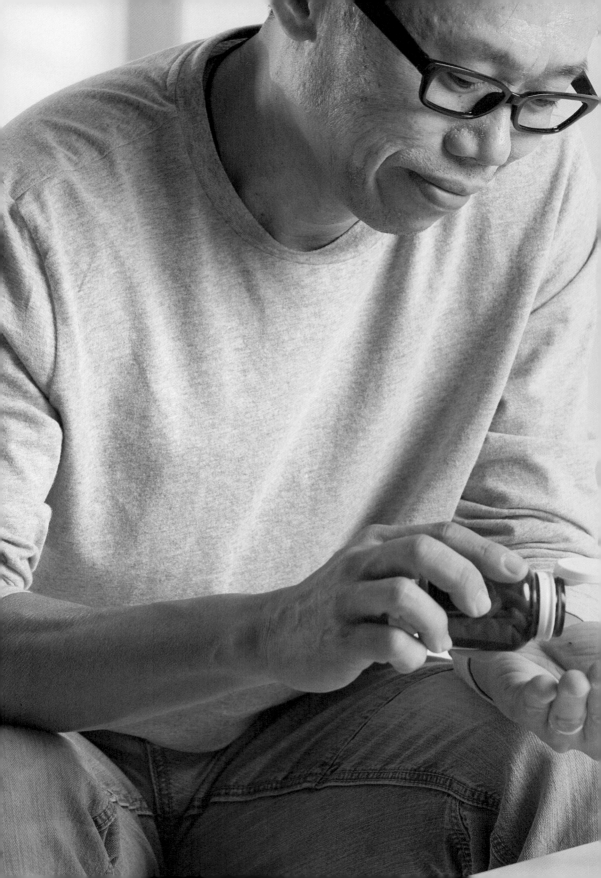

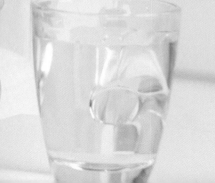

第七章

药物

纤维肌痛是一种疼痛障碍。疼痛是这种疾病的主要症状。脚踝扭伤时，可以服用止痛药来缓解疼痛。但纤维肌痛不同，它不是像脚踝扭伤那样的剧烈疼痛，相反，这种疼痛是慢性的，这意味着它会持续很长一段时间。

不管是脚踝扭伤还是患上纤维肌痛，都会使人感到疼痛。人们认为依靠药物来缓解疼痛是最有效的方法，可事实并非如此。

止痛药只能治疗纤维肌痛的部分症状，而其他类型的药物可以解决该病的其他症状。但使用哪种药物，如何使用，风险和收益都因人而异。

没有一种药物能一直缓解纤维肌痛的症状。在很多情况下，药物治疗可能根本没有帮助，甚至可能使患者感觉更糟。

在本章中将介绍一些已获批用于治疗纤维肌痛的药物，它们是如何工作的，以及它们的利弊。

止痛药

前面几章对纤维肌痛做了详细的介绍，下面将重点关注它的主要症状：疼痛。

尽管疼痛程度可能每天都不同，但

纤维肌痛的痛苦似乎永远都不会消失。这种疾病是慢性的，这意味着它的病程会超过三个月。它不同于日常生活中的急性疼痛，从轻微的被纸划伤到严重的手术或骨折。急性疼痛通常有明显的原因，这也使得它不同于纤维肌痛这种慢性疼痛。

许多类型的药物可用于治疗急性疼痛。它们能减轻疼痛，直到痊愈。随着时间的推移，急性疼痛会逐渐消失。但是，纤维肌痛等慢性疼痛的出现并没有明显的原因，也不会消失。

急性疼痛和纤维肌痛等慢性疼痛之间的差异表明，还需要对止痛药物进行仔细的研究，以了解它们应如何使用，哪些止痛药物可以用来治疗纤维肌痛。并不是所有的止痛药都是一样的，也不是所有的止痛药都能缓解纤维肌痛。

有几种不同类型的止痛药可供纤维肌痛患者选择，用于治疗其他疾病的药物有时也被用于治疗纤维肌痛。本章将介绍治疗纤维肌痛的主要药物以及目前人们对它们的了解。

治疗方案

与许多其他疾病不同，纤维肌痛是无法被治愈的。纤维肌痛治疗的重点是缓解症状，而不是完全治愈。就药物而言，没有任何药物可以缓解纤维肌痛的所有症状。

目前，有三种药物已经被美国食品药品监督管理局（FDA）批准用于治疗纤维肌痛。

- 普瑞巴林（Lyrica）
- 度洛西汀（Cymbalta）
- 米那普仑（Savella）

下面将详细介绍这些药物是如何起作用的，以及它们的风险和益处。医生可能选择使用这些被批准的药物或其他"非适应证药物"。非适应证药物是没有被FDA批准用于治疗纤维肌痛的药物，但是医生可能建议患者尝试使用这些药物来缓解症状。如果患者的某种症状明显严重于其他症状，医生可能针对这种症状开药。本章将介绍更多关于这些药物的知识。

对于尝试的任何药物，耐心等待它起效都是很重要的。症状在最初的几周内可能不会改善。

三环类抗抑郁药

抗抑郁药会影响大脑中的化学物质，这些化学物质有助于调节和改善情绪，减轻疼痛。三环类抗抑郁药是治疗纤维肌痛的两种主要抗抑郁药之一，通常是纤维肌痛患者的首选药物。它们有助于减轻疼痛和疲劳，还可以改善睡眠。另一种常用于治疗纤维肌痛的抗抑郁药见下一页。

名称：阿米替林

这些药物的效果如何？ 研究表明，抗抑郁药可以缓解纤维肌痛的症状。然而，随着时间的推移，它们的有效性会减弱。

三环类抗抑郁药是一种被广泛使用的药物，与其他用于治疗纤维肌痛的药物相比，三环类抗抑郁药的价格更低。这些药物可以改善许多症状和体征，如疲劳、疼痛、睡眠不足、肠道和膀胱问题。

潜在的副作用： 口干、体重增加、液体潴留、便秘、注意力不集中、感觉"被麻醉了"。

禁忌证： 服用单胺氧化酶抑制剂（MAOIs）抗抑郁药的患者、近期心脏病发作或有其他心脏疾病的患者不可服用。

5-羟色胺和去甲肾上腺素再摄取抑制剂（SNRIs）

上一页介绍了三环类抗抑郁药。另一种常用于治疗纤维肌痛的抗抑郁药是5-羟色胺和去甲肾上腺素再摄取抑制剂（SNRIs），也被称为双重再摄取抑制剂。与三环类抗抑郁药一样，SNRIs也会影响大脑中有助于调节和改善情绪、减轻疼痛的化学物质。

名称：度洛西汀（Cymbalta）、米那普仑（Savella）

这些药物的效果如何？ SNRIs往往是一次性治疗多种症状最有效的抗抑郁药。服用的药物种类取决于个人的症状。度洛西汀有助于缓解疼痛以及严重的疲劳和抑郁。米那普仑有助于缓解严重的疲劳和记忆问题。

度洛西汀已被证实有助于缓解纤维肌痛带来的疼痛。一些患者发现这种药物有助于缓解纤维肌痛，还有助于减少精神疲劳。研究表明，米那普仑有助于减轻疼痛和改善身体功能。

潜在的副作用： 恶心，心跳加快，即使在休息时也会出现心脏颤动，头痛，便秘，疲劳，高血压，睡眠问题，自杀倾向。

禁忌证： 服用单胺氧化酶抑制剂（MAOIs）抗抑郁的患者，有某些形式的青光眼疾病，有酗酒史，有肝功能或肾功能损伤的患者不可服用。

肌松剂

　　肌松剂是轻度到中度纤维肌痛的首选治疗方法。肌松剂有时可促进睡眠。它们的化学结构与三环类抗抑郁药相似，被认为可以类似的方式缓解纤维肌痛的症状。

名称：环苯扎林（Amrix）

　　这些药物的效果如何？ 一项小型研究发现，小剂量的环苯扎林有助于改善睡眠、减轻疼痛、改善疲劳和抑郁症状。然而，环苯扎林并不被认为是一种可以治疗抑郁症的药物。

　　肌松剂的应用非常广泛。它们通常比其他用于治疗纤维肌痛的药物便宜。它们可以改善纤维肌痛的某些症状和体征，例如，疲劳、疼痛、睡眠问题以及肠道和膀胱问题。

　　潜在的副作用： 口干，体重增加，液体潴留，便秘，注意力不集中，感觉"被麻醉了"。

　　禁忌证： 服用单胺氧化酶抑制剂（MAOIs）或最近停止服用的患者、对药物成分过敏的患者、甲亢患者、最近心脏病发作的患者，伴有心律失常或充血性心力衰竭等心脏问题的患者不可服用。

抗癫痫药物

用于治疗癫痫发作的药物有时可用于治疗慢性疼痛。研究表明，抗癫痫药物，如普瑞巴林和加巴喷丁，可以通过影响身体的疼痛通路来缓解纤维肌痛。

名称：普瑞巴林（Lyrica）、加巴喷丁（Gralise, Horizant, Neurotin）

作用原理： 它们可以阻止大脑中某些负责疼痛感觉的神经细胞（神经元）过度放电。

这些药物的效果如何？ 如果阿米替林不起作用，或者有严重的睡眠障碍以及疼痛的患者，普瑞巴林可能是更好的选择。如果患者认为普瑞巴林的价格过高，医生可能推荐加巴喷丁。普瑞巴林已被证实可以缓解一些人的纤维肌痛。在一些研究中，它还被证实可以改善睡眠、减轻疲劳感和提高生活质量。但并非所有的研究都表明普瑞巴林有这些益处。

与普瑞巴林相比，加巴喷丁在治疗纤维肌痛方面没有足够的证据。有限的研究表明，加巴喷丁可能有助于缓解疼痛。然而，最新的研究报告显示，使用加巴喷丁的患者有滥用的风险。大多数情况下，这种滥用发生在使用过阿片类药物或苯二氮类药物的患者身上。

潜在副作用： 嗜睡、体重增加、头晕、口干、四肢水肿。

禁忌证： 对这些药物或其任何成分有不良反应的患者不可服用。

当一种药物无效时

纤维肌痛的症状非常复杂。这或许可以解释为什么大多数患者需要服用不止一种药物来控制症状。不过，他们不一定要足量服用药物。一些研究表明，大多数患者从未服用足量的药物。在一年的时间里，只有大约1/5的患者在服用足量的药物。

当按照最大剂量服用单一药物，但症状没有得到缓解时，可以尝试改变治疗方案。

虽然并没有研究表明联合用药是有帮助的，但医生可能建议患者在治疗计划中加入其他药物。如果患者的日常症状管理计划处于良好状态，但症状仍然没有得到缓解，医生可能建议服用以下替代药物。

替代的对症药物

虽然这些药物疗效有限，但它们值得一试。以下是各种药物的信息以及它们的作用。

止痛药 止痛药包括对乙酰氨基酚（泰诺，其他）和一种叫做曲马多的弱阿片类药物（Ultram，Conzip），可同时用于治疗纤维肌痛发作并暂时缓解疼痛。然而，服用这些药物要谨慎，因为曲马多是一种阿片类药物。（见第93页

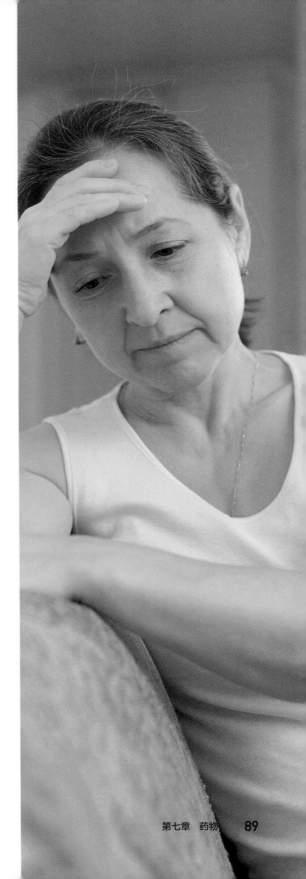

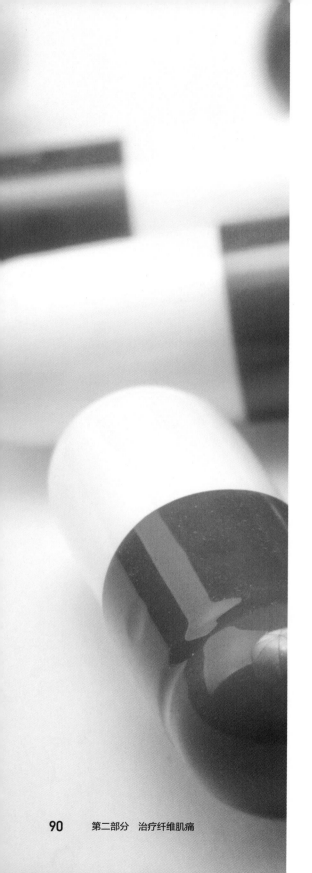

"阿片类药物的问题")

选择性5-羟色胺再摄取抑制剂（SSRIs） 关于抗抑郁药SSRIs在治疗纤维肌痛中的应用的研究结论不一。大多数研究都是低质量的。

但一些证据表明，较老的SSRIs类药物，如氟西汀（Prozac, Sarafem, Selfrmara）、舍曲林（Zoloft）和帕罗西汀（Brisdella, Paxil, Pexeva）按照较高剂量服用时，可能比较新的SSRIs类药物，如西酞普兰（Celexa）、艾司西酞普兰（Lexapro）和地文拉法辛（Khedezla, Pristiq）缓解疼痛的效果更好。这些药物可能导致恶心、性功能障碍、体重增加和睡眠障碍。

药物以外的选择

患者可能发现只服用一种药物作用不大。患者如果不愿意服用更多的药物，可以回顾自己管理症状的计划，寻找可以使用的非药物疗法。

使用阿片类药物治疗纤维肌痛

20世纪中叶，出现了一种新的疼痛治疗方法：跨学科疼痛康复。在第十章中介绍了这种治疗方法。虽然这种方法被认为是治疗纤维肌痛症状的有效方法，但这些项目的开展仍需时间。

到了20世纪90年代，人们越来越关注解决疼痛问题，美国疼痛协会的活动"疼痛：第五生命体征"强调了评估和治疗疼痛的重要性。人们早期对阿片类药物和成瘾风险的担忧也有所缓解，而医生们赞成治疗和减轻疼痛，提高了患者的满意度。

这些因素导致了阿片类药物的使用量增加。阿片类羟考酮（OxyContin）的处方从1997年的67万张增加到了2002年的620万张。

阿片类药物的问题

超过一半的纤维肌痛患者都在把服用某种形式的阿片类药物作为治疗的一部分。造成这种现象的原因有很多。

● 随着时间的推移，患者可能对药物产生耐受性。这意味着身体已经习惯了服用的剂量，因此需要一次又一次地增加剂量以缓解疼痛。这意味着患者可能要服用原剂量10倍的药物。

● 一些服用阿片类药物治疗纤维肌痛的患者会出现一种叫做痛觉过敏的症状，这意味着身体会感受到更多的疼痛，这与服用止痛药的目的正好相反。止痛药的目的是缓解疼痛，而不是引起更多的疼痛。痛觉过敏可能导致患者服用过量的阿片类药物。

● 突然停止服用阿片类药物可导致戒断症状。戒断症状的严重程度不同。服用的药物种类、服用剂量以及服用疗程都是可能导致戒断症状出现的因素。常见的戒断症状和体征包括寒战、睡眠问题、腹泻、恶心、呕吐和肌肉疼痛。戒断症状可持续两周。逐渐减少服药量可以避免戒断症状出现。

成瘾风险　另一个与服用阿片类药物治疗慢性疼痛相关的风险是成瘾风险。每种药物的成瘾风险发生率各不相同。但一项针对疼痛诊所接受慢性疼痛治疗人群的调查发现，平均每10人中就有1人对阿片类药物上瘾。

即使按规定服用阿片类药物，也会存在成瘾风险。即使没有药物滥用史或精神疾病史，也会存在成瘾风险。如果长期服用阿片类药物，就更容易成瘾，但即使只服用一小段时间，仍存在对阿片类药物成瘾的可能性。

了解成瘾和依赖之间的区别很重要，患者很可能存在对某种药物产生依赖但不上瘾的情况。

止痛药依赖比较常见，其涉及大脑的两个特定部位：丘脑和脑干。当患者因依赖药物而停止服药时，就会出现戒断症状。对于药物有强迫性需要，那就是成瘾。

药物成瘾涉及大脑的奖赏途径。患

药物一览

药物及其可能缓解的症状	疼痛	疲劳	睡眠问题	抑郁	认知问题
阿米替林	✔	✔	✔		
环苯扎林	✔		✔		
度洛西汀	✔		✔	✔	
米那普仑	✔	✔			✔
普瑞巴林	✔		✔		
曲马多	✔				

注：基于 Skaer TL. Current issues regarding the care of the fibromyalgia patient. Fibromyalgia: Open Access 2017;2:120. Goldenberg DL, et al. Initial treatment of fibromyalgia in adults.

者可能发现自己无法停止使用这种药物，即使它会对生活产生负面影响，例如，导致工作方面、社交方面出现问题。

服用阿片类药物应该做什么

尽管服用阿片类药物有多种风险，但在某些情况下，它们是有益的。阿片类药物可用于治疗短期急性疼痛，如术后疼痛。

使用阿片类药物可能产生的副作用

短期使用	长期使用
膀胱问题	滥用和成瘾
心律失常	耐受性导致服用剂量越来越高
便秘	激素问题
恶心	疼痛较以前加重
呕吐	
思维受损，包括反应时间变慢	
肌肉痉挛	
肌肉僵硬	
头晕	
皮肤瘙痒	
发热	
呼吸问题	
睡眠减少或睡眠问题	
性功能障碍	

医用大麻

当服用的药物效果减弱时，许多患有纤维肌痛的人会尝试新的药物以缓解症状。你也许能理解这一点。反过来，如果没有其他可缓解症状的药物，患者可能会考虑医用大麻是否值得一试。

医用大麻在美国一些州已被批准用于某些情况。然而，美国食品药品监督管理局（FDA）尚未批准大麻用于治疗纤维肌痛。

最近的研究表明，大麻中的化学物质可能不能缓解疼痛，只能让疼痛感觉更容易忍受。但是，这些化学物质的作用究竟如何，仍有待商榷。一些研究表明，大麻中的天然和人造化合物都有助于缓解疼痛和改善睡眠。但其他研究表明，大麻对纤维肌痛所导致的疼痛影响不大。一项规模非常小的研究表明，吸食大麻可能对纤维肌痛患者的心理和情绪健康有轻微的帮助，但这项研究规模太小，没有太大的意义。安全问题和副作用是不建议使用大麻治疗疼痛的另外两个原因。

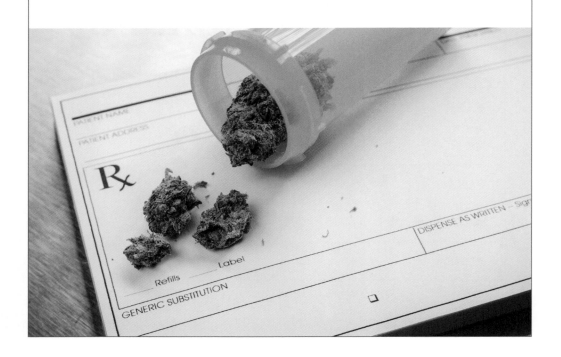

但阿片类药物不推荐用于治疗慢性疼痛，如纤维肌痛。

正在服用阿片类药物来治疗纤维肌痛的患者，不论出于任何原因想停止服用该类药物，逐渐减量都会有所帮助。事实上，患者可能发现，在身体适应了不服用药物以后，疼痛实际上得到了改善。患者需在医生的帮助下逐渐减少剂量。

药物治疗或非药物治疗

在没有一种治疗方法可以完全缓解纤维肌痛的症状的情况下，患者最好与医疗团队仔细权衡利弊，决定是否服用药物。

药物治疗可能有助于减轻患者的痛苦，改善情绪、减轻疲劳以及提升睡眠质量。

但服用药物也可能引起副作用。患者需要分辨服药的益处是否大于它们可能造成的副作用。在某些情况下，副作用可能严重到使患者放弃服药。随着时间的推移，一些药物可能不再起作用。

药物治疗很少被推荐作为治疗纤维肌痛症状的唯一方法。它可能有帮助，但应该仅作为全面治疗计划的一部分。有研究证实了这一点：在一项分析中发现，纤维肌痛最有效的治疗方法是非药物疗法。

最后要注意的一点是：如果发现自己正在服用的药物不起作用或者似乎已经失效，最好停止服用。这有助于降低药物副作用和与其他药物相互作用的风险。但不要突然戒断。患者应与医生讨论其他治疗方案，包括选择不同的药物和采用其他非药物治疗方法。

接下来的章节将介绍非药物治疗纤维肌痛的方法，以及患者如何在这种情况下过上最理想的生活。

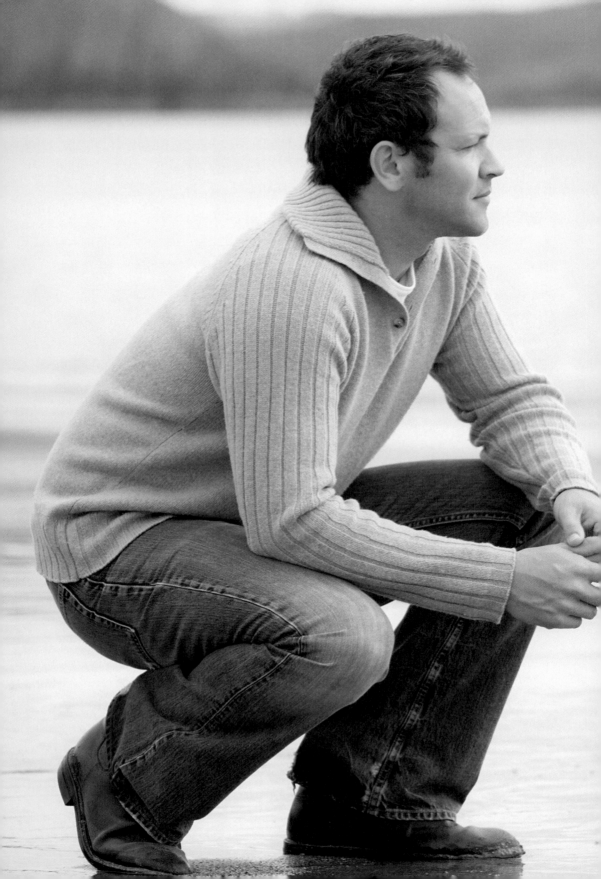

第八章

认知行为疗法

人们的想法、感受和对纤维肌痛的处理方式会对生活产生很大的影响，积极应对纤维肌痛，可以使生活变得更好。

本章将介绍认知行为疗法。认知行为疗法的核心是帮助患者用更积极、更现实的想法取代消极或不切实际的想法。患者可以依靠思想和感觉来改变自己的行为。认知行为疗法的目的是帮助患者认识到纤维肌痛是可以控制的。当患者对自己控制症状的能力感到自信时，整体生活质量都会得到改善。

认知行为疗法是治疗纤维肌痛最有效的方法。这是本书后面章节中所介绍的技术的基础。

改变治疗纤维肌痛的方法

患者要做到以下几点。

● 管理自己的疼痛和其他症状，而不是让它们日复一日地影响生活

● 学习能更有效地应对疼痛和其他症状的技巧

● 改变对疼痛和其他症状的想法和感受，这样它们就不会产生太大的影响

● 对控制症状有信心

● 未雨绸缪

● 回到自己喜欢的生活中

患者可以通过改变自己的想法、感觉和行为来完成上述事情。这是认知行为疗法的基础。

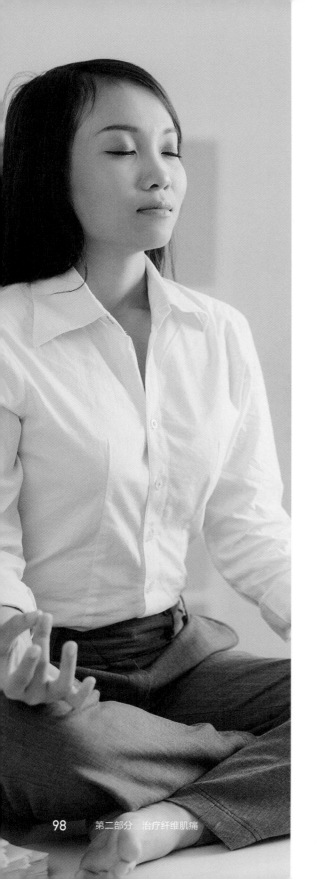

在本章中介绍了如何将认知行为疗法应用于纤维肌痛的治疗中。在接下来的章节中，将介绍如何将其付诸实践。

改变自己的想法、行为和感受

认知行为疗法通过改变患者对纤维肌痛的想法和感受，帮助患者应对纤维肌痛。它可以有效地治疗各种疼痛综合征，还可以引导人们应对紧张的生活环境。认知行为疗法引导患者抛弃消极的思想，采取更现实的思维方式。患者要相信自己有能力控制纤维肌痛，改变对疼痛的看法，改变疼痛的感觉。以下是认知行为疗法的工作原理。

1. 找出生活中令人不安的情况。这些情况会让患者感到有压力。也许是担心自己无法继续工作，或者担心自己不再是合格的朋友、配偶或父母。

2. 意识到自己对这些问题的想法、感受和信念。通过这一步，学会在有消极想法的时候客观审视自己。

3. 找出消极或不切实际的想法。例如，患者是否会认为自己是糟糕的父母？而产生这种消极想法的原因可能是患者对自己太苛刻了，患者认为自己不再像以前那样能和孩子们一起玩。

认知行为疗法：治疗前和治疗后

情景：收到来自同事的批评

没有认知行为技巧：

患者的想法： 我做什么都不对或者没有人喜欢我。

患者的感受： 悲伤，焦虑，紧张；我的肌肉紧张起来。

患者采取的行动： 刻意避开领导或请病假不去上班。

结果： 患者认为自己的工作进度落后，永远赶不上工作进度或会被解雇。为什么还要去上班？

这种情况表明，控制导致痛苦的思想是多么困难。思考有助于解决问题，但在大多数情况下，它只会使人花更多的时间思考问题的来源，而不是如何解决问题。思考问题的时间越长，感觉就会越糟。

有认知行为技巧：

患者的想法： 我尽最大的努力工作。我得到的大多数反馈都是积极的。

患者的感受： 不那么悲伤和焦虑，也不那么紧张。

患者采取的行动： 和领导谈论自己的表现并继续工作。

结果： 患者觉得自己跟上了工作进度，更能意识到来自他人的积极反馈。这会使**患者**更加自信。

在这种情况下，消极的想法和忧虑没有机会占据主要位置，因为患者花费了时间来审视自己的想法。这有助于重新审视同事对自己的批评。患者意识到要用更现实、更积极的方式来看待自己所受到的批评，而不是一味地消极地思考问题并为此担心不已。

"这些步骤的基础是你的思想可以帮助你，也可以伤害你。"

4. 用更现实、更准确的想法代替消极的想法。例如，告诉自己"我能处理好这件事，我以前做过，我可以再做一次"，而不是告诉自己"这种痛苦永远不会好转"。

上述4个步骤有助于思想和感受的重塑。这些步骤基于一种观点，即思想可以帮助一个人，也可以伤害一个人。这是认知行为疗法的认知部分。

患者可以告诉自己"我不能那样做或者这样行不通"，或者把这些想法换成更现实、更积极的想法，比如我可以这样做。

认知行为疗法可以帮助患者以更现实的方式处理纤维肌痛。当患者面对挑战或障碍时，采取这种方法可以帮助患者减轻痛苦。认知行为疗法旨在帮助患者感到快乐、平静、满足和自信，使患者有能力控制自己的症状和面对它们给生活带来的挑战。

认知行为疗法的行为部分涉及到与纤维肌痛相处中的活跃部分。它包括设定目标、制订行动计划、与人交往、参加活动、伸展和运动。简单地说，这意味着不要让纤维肌痛或其症状阻碍自己真正的生活。

行为策略包括进行更多的体力活动，学会调整自己的节奏，在状态良好时不要做得太多，即便在状态糟糕的日子里也要保持活跃。其他的行为策略包括让自己睡得更好的步骤和放松技巧，如通过深呼吸或正念冥想来放松。

认知行为疗法的效果如何

认知行为疗法一直被用于帮助治疗各种各样的生理挑战，从减肥到缓解头痛。1998年，研究人员针对"认知行为疗法是否有助于治疗纤维肌痛"进行了研究。早期研究表明，教育、冥想和运动疗法相结合，可以帮助纤维肌痛患者减轻疼痛、改善身体功能、改善情绪。认知行为疗法的这些原则如今都被用来治疗纤维肌痛。

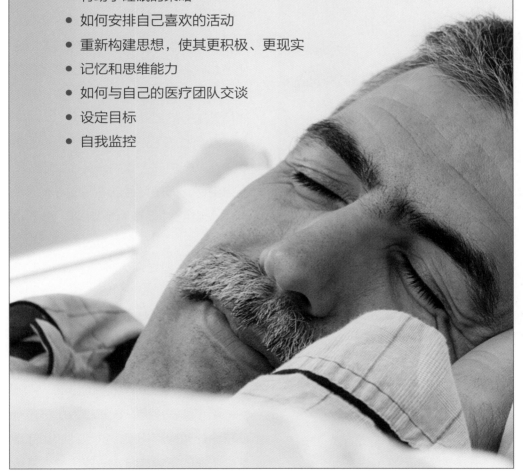

你将学到哪些技巧

认知行为疗法提供了有助于患者控制疼痛和其他症状的技巧。本章已经介绍了其中的一些技巧；在接下来的章节中将介绍其他技巧。

- 调整生活节奏和管理时间
- 渐进式放松肌肉，即按顺序放松身体所有的肌肉，每次放松一组
- 引导意象，指在脑海中形成使人放松的地方或情境的图像
- 有助于睡眠的策略
- 如何安排自己喜欢的活动
- 重新构建思想，使其更积极、更现实
- 记忆和思维能力
- 如何与自己的医疗团队交谈
- 设定目标
- 自我监控

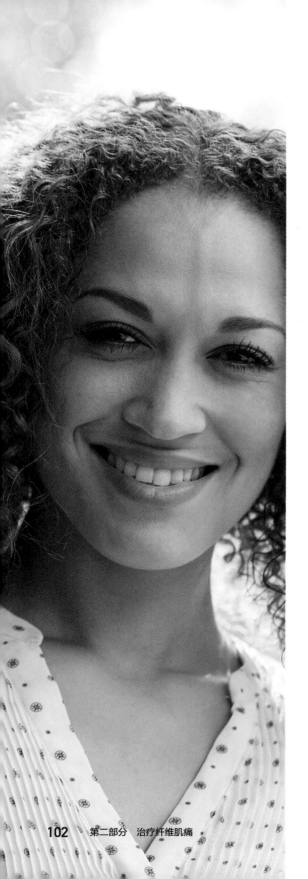

此外，数百项研究发现，这种疗法可以治疗一系列疼痛综合征，包括纤维肌痛。如今，这是应用最广泛的治疗疼痛的方法。

研究表明，使用认知行为疗法管理疼痛的项目是有效的，因为认知行为疗法可以治疗躯体上的疼痛，并纠正人们对疼痛的思考和感受。认知行为疗法支持健康行为有助于控制症状的观点。

它还能使患者将注意力从疼痛和其他症状上转移。注意疼痛以外的东西会使痛感减弱。当人们分散自己对疼痛的注意力时，大脑图像显示大脑中处理疼痛信息部分的活动减少。

这项技术已经被证实可以减轻疼痛，在某些情况下效果甚至比止痛药的效果更好。即使只是以不同的方式思考疼痛，也能对患者有所帮助。患者可以告诉自己"我可以承受这种痛苦"，而不是告诉自己"这种痛苦永远不会好转"。

其他认知行为疗法，如引导意象、冥想和基于正念的减压，有助于患者管理和重新构建令人不安的或消极的想法，减轻症状对患者生活的影响。

除了缓解疼痛，认知行为疗法还有助于治疗焦虑和抑郁，这两种症状都是纤维肌痛的常见症状。一些研究人员认为，认知行为疗法对缓解焦虑和抑郁非

五大技巧

这五种认知行为疗法对纤维肌痛的治疗效果显著。所以才会在这本书中出现。

- 放松技巧
- 节奏和定期锻炼
- 社交支持
- 转移对疼痛和其他症状的注意力
- 尝试新的疼痛应对方法，例如，用更现实的反应取代对疼痛和其他症状的消极反应

在一项研究中，在使用这些方法几周后，纤维肌痛患者的疼痛症状有了明显改善。

常有效，应该成为首选的治疗方法。

所有年龄段的慢性疼痛患者都可以从认知行为疗法中获益。当它与其他类型的治疗方法，如有氧运动、力量训练、健康饮食和必要的药物治疗相结合时，效果更加显著。

通过认知行为疗法，患者可以掌握对自己身体的主动权，不让痛苦支配自己的生活，让自己的生活更充实，并享受它。

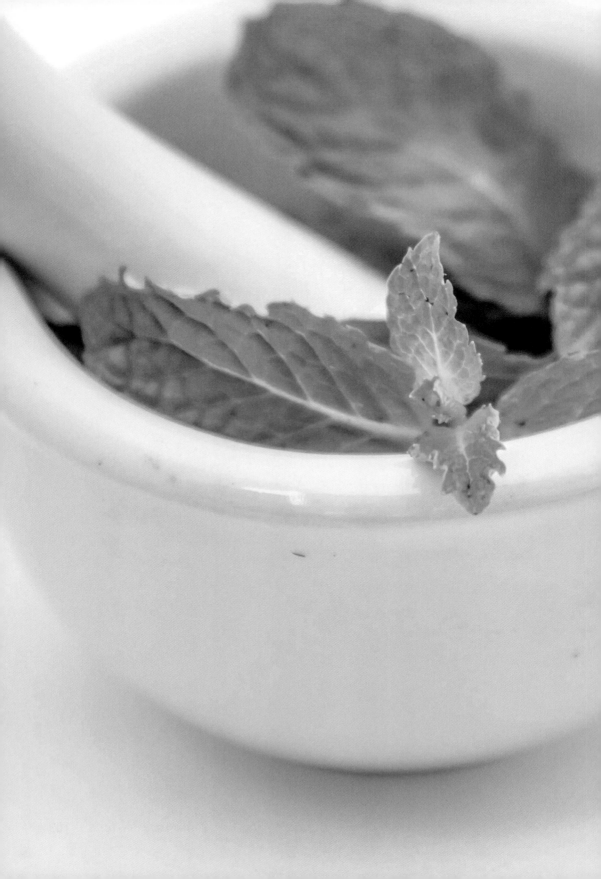

第九章

整合医学

整合医学是一种使用传统医学和辅助疗法进行实践的医学体系，已被证实有助于控制或治疗某种疾病。例如，高血压患者可以通过服用药物或进行呼吸练习使血压降到健康水平。整合医学不能取代传统医学，但是，它可以用来补充传统医学的不足之处。这就是为什么它也被称为补充医学。

在第四章中介绍了中枢敏化。即在纤维肌痛患者中，神经系统保持高度警惕状态。本章中提到的治疗方法有助于减轻纤维肌痛患者的疼痛并改善一些其他相关症状。

近20年来，整合医学越来越受欢迎，人们对它的兴趣也在不断增长，对那些觉得自己无法从传统医学中得到所需的帮助的人来说尤其如此。本章提供了关于常用于纤维肌痛的整合医学的最新信息，包括它们的有效性。本章中的信息有助于患者制订控制症状的计划。

什么是整合医学

过去，人们认为整合医学是"替代医学"或"补充和替代医学"。如今，这种疗法被称为整合医学，因为医生同时使用它们和传统医学来帮助患者。

以下是几种治疗纤维肌痛的综合疗法。总的来说，它们主要关注的是管理疼痛和精神压力。

放松运动

本书后面（见第184页）将详细介

绍，放松运动是治疗纤维肌痛症状的重要组成部分。它属于整合医学。以下是几种类型的放松运动以及它们的工作原理。在第256页上可以学习如何进行其中的一些运动。这些运动不需要特殊的设备，可以随时随地进行，并且很容易尝试。

引导意象 闭上眼睛，运用感官去想象一个能带来平和感觉的场景。用所有的感官尽可能地充分体验。这是引导意象的基础。

引导意象依赖于专注。运用自己的想象力想象一个能使自己感到放松的地方，这有助于减轻痛苦的感觉，使人感觉更轻松。

研究表明，意象引导可以帮助患者缓解纤维肌痛的症状。有很多患者从中受益，表示他们的精神压力减轻了，疲劳、疼痛和抑郁也有所缓解。

冥想 冥想包括平静、专注地做好当下的事。它可以使人安静下来，使肌肉放松。

大多数类型的冥想需要四个要素：安静的场所，特定的姿势，集中注意力和开放的思想。

深呼吸 呼吸可能是患者不太在意的事情。将思想集中在胸廓扩张、回缩的过程上，可以缓解精神压力，放松肌肉，减轻疼痛。

深呼吸与正常呼吸是不同的。正常呼吸时，仅胸部会有起伏。但深呼吸时，胸廓下的肌肉（膈肌）也会有起伏，甚至是有节奏的呼吸。深吸一口气，停顿几秒，呼气，再停顿几秒，然后重复。这种呼吸会使人体内分泌天然的止痛药（内啡肽）。深呼吸还能减少大脑中压力化学物质的释放，放松肌肉。

深呼吸通常是安全的，但如果容易头晕或过度通气，不建议进行深呼吸。为了获得深呼吸的最大收益，试着每天深呼吸15～20分钟。

渐进式肌肉放松 每次全身收紧后放松身体的一个部位。从头或脚开始，然后依次移动到身体的另一端。这个练习可以用来放松紧张的肌肉，也有助于缓解焦虑和压力。

渐进式肌肉放松还有助于了解身体哪些部位承受的压力最大，并缓解这些部位的压力。

不同类型的冥想

冥想有很多种方式，以下是一些最常见的方式。

分析冥想　关注一个物体并思考它的深层次意义。例如，专注地思考《圣经》中的一段话或者一个概念，如人类的生命是多么珍贵。

呼吸冥想　类似于深呼吸（见第106页），用膈肌（胸廓下的肌肉）来呼吸。当吸气和呼气时，把注意力集中在每一次呼吸上。

专注地爱和感激　专注于一个神圣的物体或存在。把爱、同情和感激等情绪融入思想。

引导冥想　与引导意象（见第106页）一样，构建一个使人觉得轻松的地方或情境。尽可能多地使用感官，如嗅觉、视觉、听觉和触觉。

正念冥想　更多地意识到并接受当下的状况是另一种冥想的方式。专注于正在经历的事情，但不要对它做出反应或判断。简单地体验一下它是什么即可。

超验冥想　对自己重复一段祷文。使用对自己最有意义的祷文。宗教祷文可以包括基督教传统中的耶稣祈祷、犹太教中的上帝圣名，或者印度教、佛教和其他东方宗教的祷文。对于一个世俗的祷文，可以用一个词来概括，爱或和平。

行走冥想　想尝试一种更积极的冥想方式吗？当站立和行走时，注意身体的动作。抬脚时要特别注意自己的腿和脚。在这种冥想中，一定要特别注意周围发生的事情。

生物反馈疗法

生物反馈是一种放松技巧，有助于改变身体对慢性疼痛和压力的反应。与其他放松练习不同，它需要特殊的设备。研究表明，生物反馈疗法有助于治疗纤维肌痛的症状。

生物反馈装置可以收集体内的信息，如心率或呼吸频率，并将其显示出来。正如前文中提到的，压力会以许多方式影响身体，包括加快心率或增加肌肉张力。生物反馈疗法能展示身体对压力的反应。有了这些信息，患者可以改变身体对压力的反应，根据这些反应降低压力水平，进而减轻疼痛和疲劳。

一些研究表明，就纤维肌痛而言，生物反馈疗法并不如其他放松疗法的效果好。然而，另一些研究表明，它至少能在短时间内减轻疼痛、疲劳和晨僵。生物反馈疗法与其他疗法相结合，如进行更多的体力活动，可能更有效。

患者可以在普通门诊、理疗门诊、医疗中心和医院学习生物反馈疗法，也可以在家使用生物反馈设备。有些设备是便携式（如手持式）的，而有些设备则需要连接到计算机。患者可使用应用程序、智能手表和可穿戴的健身跟踪器随时随地尝试生物反馈疗法。

"把它和冥想结合，能够带来额外的获益。"

运动冥想

瑜伽、太极拳、气功和普拉提都属于运动冥想。研究人员发现，这些运动可以帮助纤维肌痛患者拥有更好的睡眠，减轻疼痛和抑郁，更充分地享受生活。但这些发现仍需要更多的研究。下面是运动冥想的一些工作原理。

运动有助于缓解纤维肌痛的症状（将在第十三章中介绍它是如何起作用的）。冥想可以使人安静下来，使肌肉放松。运动冥想把这两个想法结合在了一起。例如，瑜伽中的伸展运动对人体有好处，把它和冥想结合，能够带来额外的获益。通过将冥想与慢动作、深呼吸和放松结合，可以改善身体和心理的健康状况，还可以增加幸福感。

但目前还没有足够的长期研究表明，这些方法始终是纤维肌痛治疗计划的一部分。患者要根据自己的具体情况调整或避免某些姿势。

按摩疗法

按摩疗法是最古老的治疗艺术之一。按摩包括按压，揉搓，推拿皮肤、肌肉、肌腱和韧带。它被广泛用于治疗纤维肌痛。

一些研究表明，对于纤维肌痛患者，按摩可以减轻疼痛，缓解抑郁和焦虑情绪，提高生活质量。在一项研究中，患者在使用按摩疗法治疗5周后病情有所改善。

按摩疗法通过以下几个方面治疗纤维肌痛。

- 放松肌肉
- 促进不同肌肉间的循环
- 增加体内营养物质的流动
- 减慢心率
- 增加关节的活动范围
- 放松身心（精神和肌肉）

按摩疗法的缺点是效果短暂。此外，专家需要通过更多的研究来确定按摩疗法对纤维肌痛患者的帮助。而对一些人来说，纤维肌痛带来的广泛性疼痛不适合通过按摩来治疗。

4 种运动冥想

下面是4种运动冥想。在第十三章介绍了更多关于运动冥想的信息。

瑜伽 瑜伽是一种有助于使身心平静的练习，它有助于放松身心，缓解精神压力和焦虑。瑜伽通过一系列的动作、控制呼吸、冥想或放松来帮助练习者专注于当下。

太极拳 太极拳是一种古老的中国传统技艺，它将深呼吸与一系列动作结合在一起，以缓慢、专注的方式进行。它的影响很小，这使得它对所有年龄段和健康水平的人来说都是安全的。孕妇或有关节问题、骨折及严重骨质疏松症的患者，在尝试练习太极拳之前，请向医生咨询。在某些情况下，患者需要改变或避免某些姿势。患者可以请教教练特定的姿势和呼吸技巧，确保练习太极拳是安全的。

气功 作为一种恢复和保持平衡的方法，气功结合了冥想、放松、身体运动和呼吸练习。

普拉提 普拉提是一种低冲击的柔韧性运动与力量和耐力运动的结合。它可以增强核心力量，肌肉力量和耐力，改善躯体的稳定性，并调整形体。

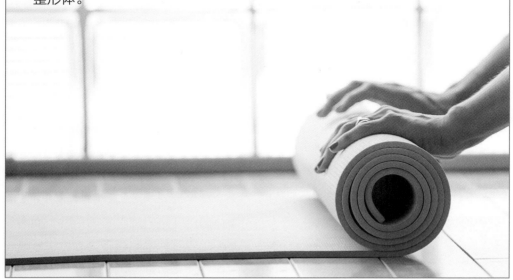

针灸

在得知自己患有纤维肌痛的两年中，近1/5的人使用了针灸来改善症状。

一些专家认为，针灸有助于缓解纤维肌痛，因为痛点位置有时看起来与体内的穴位相匹配。

针灸还有助于身体释放一种可以缓解疼痛的化学物质：内啡肽。这可以引起体内的某些化学变化，从而缓解某些症状。有些患者认为针灸有助于改善关节僵硬，增加关节活动度。

在所有治疗纤维肌痛的整合医学中，针灸可能是被研究最多的。然而，由于研究结果参差不齐，因此需要更多的研究。一些研究人员发现，针灸有助于缓解纤维肌痛的症状，而另一些研究人员则认为针灸对缓解纤维肌痛的作用不大。一些研究表明针灸有益，它有助于缓解疼痛和僵硬，减轻疲劳，改善整体健康状况。

但迄今为止，并没有证据表明针灸更有效。和按摩疗法一样，针灸缓解疼痛的效果并不持久。

水疗

水疗也被称为浴疗法，包括使用温水或热水来放松肌肉和缓解紧张。有关水疗法治疗纤维肌痛的研究表明，温水可以减轻疼痛。温水被证实可以改善情绪和睡眠状况。温水可以使流向僵硬肌肉和关节的血液增加，这有助于肌肉的拉伸。有规律的拉伸有助于增加关节的活动度，提高运动能力。将在第十三章介绍更多关于伸展运动的知识。

与其他类型的整合医学一样，水疗对纤维肌痛的影响还未取得充分的研究成果。但一项较大的研究发现，有充分的证据表明水疗可以减轻疼痛，提高患者的生活质量。虽然这并不能表明水疗是有效的，但是患者可以尝试将水疗与其他已被证实的疗法和技术一起使用。

补充剂

膳食补充剂是最受欢迎的一种整合医学。在美国，它占了整合疗法的近1/5，但它不一定适合所有人。

虽然已经存在一些关于天然膳食补充剂对纤维肌痛症状影响的研究，但没有足够的研究表明膳食补充剂是有效的。

唯一与之接近的补充剂是维生素D。一些专家认为，维生素D补充剂有助于减轻维生素D水平较低的人的疼痛。但总的来说，几乎没有证据表明任何膳食补充剂可以帮助治疗纤维肌痛。

患者如果对使用任何类型的整合医学感兴趣，请与医疗团队联系，根据自己的健康状况和目标，以及想如何实现

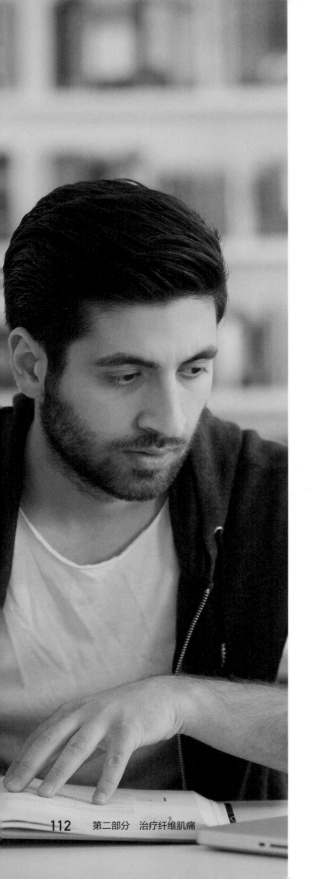

这些目标，进行坦诚的交谈。

无论是想尝试身心医学、按摩还是其他类型的综合治疗，患者的目标都是找到一种安全的治疗方法，以改善健康状况、提高生活质量。

进一步了解整合医学

与任何医疗措施一样，整合医学也并非没有风险。而且并没有充分的研究可以证实这些实践可以缓解纤维肌痛的症状。

如果想尝试某一种整合医学，医疗团队要仔细研究它的安全性并了解它可能存在的副作用。

● 确保患者想要尝试的整合医学之间不会产生不必要的副作用，也不会与目前使用的药物相互作用

● 让患者接触那些为患者提供感兴趣的治疗方式的人，或那些能告诉患者如何安全地自行治疗的人

● 确保患者想尝试的整合医学对患者有意义

找到高质量的研究结论

在和医疗团队交谈之前，患者可以先了解一下自己想尝试的治疗方法。但应该从哪里开始呢？涉及整合医学的研究信息非常丰富，但并不总是有用的。

在寻找高质量的健康信息时，要从政府机构开始。例如，美国国立卫生研究院提供了来自知名医院和大学的信息。患者应着重阅读那些已经发表在医学期刊上的循证研究。

尝试寻找持续了数月或数年的随机对照试验。试验对象纳入几百人或更多的最好。当发现可能有用的研究时，看看它是否适用于自己。例如，一项针对男性的研究可能无法为一个有兴趣使用冥想来缓解纤维肌痛症状的女性提供有用的信息。

最后，在整理有关整合医学的信息或者任何一种医学信息的时候，请记住以下3点。

日期 这篇文章是什么时候创作的，或者最后一次更新的日期是什么时候。如果没有看到日期，就说明这篇文章可能不是最近的。旧材料可能已经过时，没有囊括最新的发现。

文件 谁在管理这个网站？是否有合格的卫生专业人员创建和审查信息？是否列出了推荐人？广告是否有明确的标识？在网上健康基金会（HON）寻找网站的标志。它的存在意味着该网站遵循了HON关于信息可靠性和可信度的原则。

仔细检查 多访问几个健康网站并比较它们提供的信息。如果找不到证据来支持自己所了解到的关于某种整合医学产品的说法，就要持怀疑态度。在听从网上读到的任何建议之前，请向医疗团队咨询。浏览完毕后如果找到了自己所需要的信息，可以与医疗团队进行讨论，一起判断这个疗法是否安全。

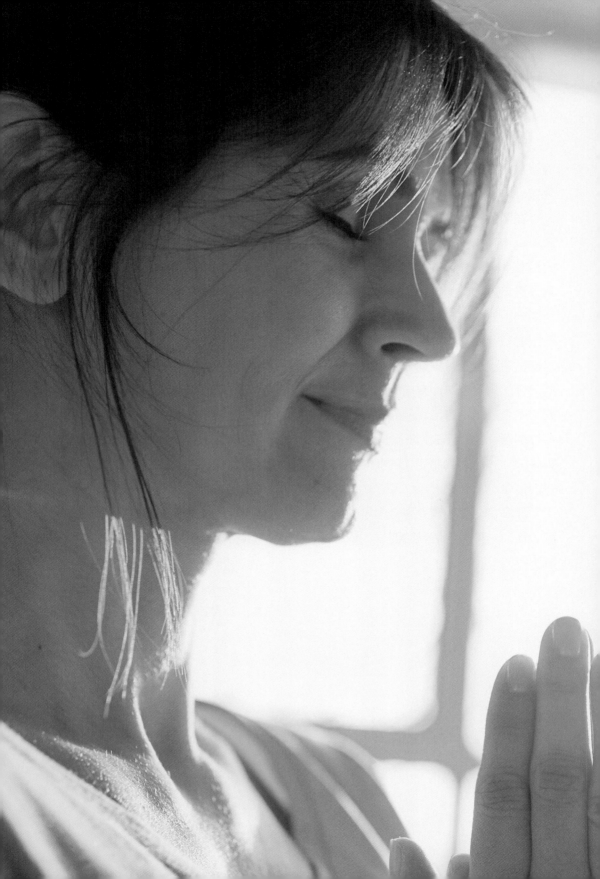

第十章

跨学科疼痛管理项目

纤维肌痛会影响患者生活的许多方面。因此，管理这种疾病通常需要广泛的治疗方法。

医生可能建议患者参加一个专注于疼痛管理的综合项目。这种类型的项目有时被称为跨学科疼痛管理项目，但它也有其他名称，将在本章中提到。

跨学科疼痛管理项目以一种综合的、有针对性的方式将几种疗法或专家意见结合在一起。这种治疗方法的重点是帮助患者改善身体功能和提高患者的生活质量。

在大多数情况下，跨学科疼痛管理项目是密集型门诊项目，但有时住院部也会提供。无论哪种方式，这类项目通常由大型医疗中心或研究医院提供。

跨学科疼痛管理项目持续的时间有所不同，有些项目强度较高。它可能短至2天，也可能长至3~4周。

本章将详细介绍跨学科疼痛管理项目，以及能否对患者有所帮助。

跨学科疼痛管理项目中会发生什么

纤维肌痛对人的影响体现在很多方面。它的作用原理比较复杂，这意味着没有一种单独的治疗方法可以解决所有的征象或症状。这就是跨学科疼痛管理项目的由来。它的目的是提供一种全面的方法以帮助人们控制纤维肌痛的所有症状。

跨学科疼痛管理项目不同于疼痛门诊。疼痛门诊致力于诊断、治疗、缓解和消除疼痛，以及减少疼痛对患者生活的影响。疼痛门诊的主要目的是通过减少疼痛对患者生活的影响来提高整体生活质量。

疼痛门诊治疗的通常是身体某一特定部位的疼痛。还可以治疗退行性关节炎、某些类型的感染、自身免疫性疾病和某些疾病并发症引起的疼痛。疼痛门诊提供一系列的治疗，包括药物治疗、注射和手术。疼痛门诊的医护人员也可以植入设备来帮助缓解疼痛。疼痛医学专家，如麻醉师，是疼痛门诊的主要医护人员之一。

在一个跨学科的疼痛管理项目中，会有专家团队对患者进行评估。在项目进行期间，患者将继续与该团队合作，以实现为自己设定的目标。该项目的目的是帮助患者制订一个计划来提高自己的生活质量，而不是让别人带走自己的痛苦。患者可以通过学习不同的方法来帮助自己达到目标，并且找机会练习并找到最适合自己的方法。跨学科疼痛管理项目有时也被称为慢性疼痛康复项目或多学科疼痛项目。

跨学科疼痛管理项目提供了一种基于认知行为疗法的结构化治疗方法，在第八章中已经介绍了这一点。有的项目短至2天，有的则长达3~4周。患者可以参加包括各种专家在内的小组会议，以及其他参与者的小组会议，这样有助于患者共同进步并相互学习。

Mayo Clinic在美国明尼苏达州和佛罗里达州的校区提供了纤维肌痛治疗项目，并在三个主要校区提供了疼痛康复项目。将在第120页介绍更多。

基础

跨学科疼痛管理项目中所发生的情况因其时长而异，但所有这些项目都有相同的基础。认知行为疗法为如何运用思想、信念和态度来应对自己的症状提供了一个框架。跨学科疼痛管理项目是围绕着"疼痛影响患者生活的方方面面"这一理念而建立的。考虑到这一点，该项目提供了一个针对个人的广泛方法。

患者将从一个专家团队中学习，其中包括医生、护士、心理学家、物理治疗师和职业治疗师，他们会合力帮助患者。整合医学专家和营养学家也可能参与其中。

这类项目是否适合自己

跨学科疼痛管理项目是否适合自己是个人的决定。如果想知道这类项目是否对自己有帮助，可以询问自己以下问题。

- 你的生活是否被疼痛、其他症状以及你不能完成的事情，而不是尽管有症状但可以完成的事情占据？
- 你是否被医生告知没有什么可以缓解你的症状？
- 你是否正在通过服药改善症状？你担心长期服用它们的不良影响吗？

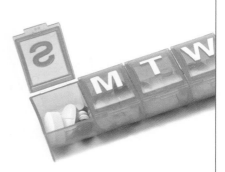

- 纤维肌痛是否影响到了你的家庭幸福？
- 你是否觉得自己因症状经常发作而无法与家人或朋友一起参加社交活动？

患者如果对上述任何一个问题的回答是肯定的，就可以参与跨学科疼痛管理项目。

如果患者认为这类项目难以接受，可以再考虑一下。通常，在这些项目中受益最多的人是那些多年来一直在与慢性疼痛对抗的人。他们可能已经多年无法工作，可能难以处理许多人认为非常简单的日常活动。他们易怒、焦虑、抑郁。他们的人际关系很紧张。

跨学科疼痛管理项目旨在帮助这种处境中的人。参与这类项目后，即使是多年来深受慢性疼痛影响的人，疼痛也能减半。疼痛的减轻往往是一系列改善的开始，这些改善能触及患者生活的每一个角落。

"……疼痛对他们生活的影响减少了。"

这是一个跨学科疼痛管理项目中患者所能体验的样例，但具体方案取决于项目的时长。

该项目很可能从一次彻底的检查开始。首先，评估患者的身体状况。然后，患者会被问及目前正在服用的药物、工作情况，以及与家人和朋友的关系。患者可能还需要做一些医学检查。医生会根据患者的具体情况，帮助患者制订计划。该项目的专家团队将帮助患者设定最合适的目标，并帮助患者实现这些目标。

这个项目可能让患者觉得耗时且严格。有些项目看起来像是一份为期3周的全职工作，一天工作八小时，一周工作五天。

患者将学习如何运用自己的思想、信念和态度来应对自己的症状。患者很可能在团队中学习这些技能，和团队成员一起找到方法来管理这些症状、应对挑战。

家庭成员通常也是项目的一部分，可能涉及配偶或其他重要的家庭成员，如孩子。鼓励家庭成员谈谈他们所爱的人的纤维肌痛是如何影响他们的，以及他们能如何帮助患者改善这种情况。

当项目结束时，患者会获得一个可以用来充实生活的计划。

这些项目的效果如何

多年的研究表明，跨学科疼痛管理项目在帮助患者管理慢性疼痛和提高日常生活质量方面取得了一定的成功。相关研究人员发现，该项目比单独的医疗手段或物理治疗更有效，而且比传统的医疗保健更具成本效益。

事实上，支持使用跨学科疼痛管理项目来管理疼痛的研究比对任何其他类型的慢性疼痛治疗的研究都要多。一些参加过跨学科疼痛管理项目的人说，他们从所学的技术中获益，十多年后他们仍然感到疼痛有所缓解，身体功能和情绪也有所改善。

智慧清单

注意事项

对参加跨学科疼痛管理项目感兴趣吗？在注册之前，请了解以下事项。

- 与您一致的信念和使命
- 以患者和家庭为中心的方法
- 有机会与专家合作制订和实现目标
- 基于个人需求的治疗计划
- 相互尊重和开放交流
- 监控实现目标的进展
- 向您、您的护理者、您的亲人和医疗团队提供关于您进展和表现的反馈
- 项目结束后，定期、正式的随访

这些研究关注的是所有类型的慢性疼痛，而不只是纤维肌痛。然而，纤维肌痛是导致人们在跨学科疼痛管理项目中寻求治疗的常见疾病。在Mayo Clinic临床疼痛康复中心，纤维肌痛是三大慢性疼痛之一，仅次于慢性背痛。

参加 Mayo Clinic 项目

Mayo Clinic为质疑自己是否有纤维肌痛的患者提供了一个评估方法。在美国明尼苏达州罗切斯特市和佛罗里达州杰克逊维尔市的Mayo Clinic，可提供治疗纤维肌痛的跨学科疼痛管理项目。

确诊纤维肌痛是治疗的第一步。两处的项目都提供了评估方法，以确定患者是否患有纤维肌痛。如果被证实患有纤维肌痛，患者将有机会参加一个结构化的、基于技能的项目，以学会控制症状和改善身体功能。患者被鼓励带配偶、其他重要的人或家庭成员来上课。

如果对参加Mayo Clinic的纤维肌痛项目感兴趣，可以做以下事情。

罗切斯特院区：从医生那里转诊到Mayo Clinic的普通内科就诊。预约后，医生将对患者进行纤维肌痛评估。如果怀疑患者患有纤维肌痛，医生会把患者送至纤维肌痛诊所。如果确诊为纤维肌痛，就有机会参与纤维肌痛项目。

欲了解更多信息，请致电Mayo Clinic罗切斯特院区中心预约办公室。

杰克逊维尔院区：要在纤维肌痛诊所进行评估，从一个医疗机构转诊是必要的。如果被确诊为纤维肌痛，患者将有机会参与为期两天的结构化纤维肌痛治疗计划。想了解更多信息，请致电Mayo Clinic杰克逊维尔院区中心预约办公室。

在Mayo Clinic的医务人员对患者进行检查并在纤维肌痛诊所进行评估后，将提供信息指导医生在患者回家后继续帮助患者控制症状。

其他研究集中在跨学科疼痛管理项目如何帮助患者管理纤维肌痛的所有症状上。例如，研究表明，呼吸和放松训练、适度活动、物理治疗、运动和认知行为疗法都有助于控制纤维肌痛的症状。从这些反馈中，研究人员发现，在教人们如何控制病情时，将这些治疗方法结合在一起是有益的。大多数跨学科疼痛管理项目都教授上述所有方法。这就是为什么患者要在本书中学习这些信息。

跨学科疼痛管理项目的参与者表示，他们在项目完成后，疼痛和抑郁感减轻了，身体素质有所提升，疲劳感也减轻了。他们还表示，疼痛对他们生活的影响减少了。虽然这些项目不能治愈纤维肌痛，但研究表明，参加这个项目的患者的病情有了显著改善。

要点：研究发现，治疗纤维肌痛最成功的方法是多样化疗法，由一组专家以协作的方式进行。

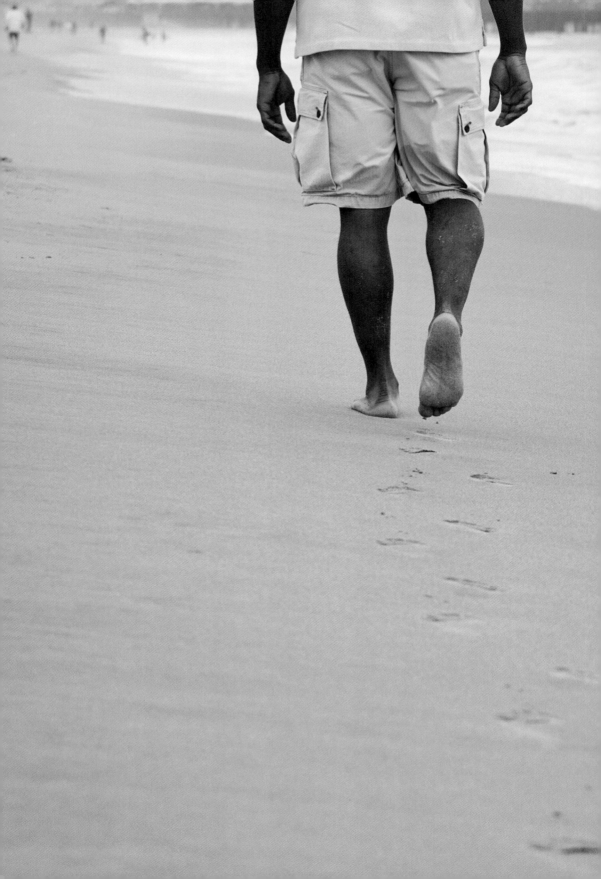

症状管理

药物以及综合治疗是控制纤维肌痛症状最常用的方法，这些方法可以使症状得到一定的缓解。但是，正如在前面的章节中提到过的，目前还没有一种方法可被视为治疗纤维肌痛的黄金标准，即最好的或者最有可能治愈纤维肌痛的方法。

管理好日常生活是与纤维肌痛和平相处的关键。患者要将注意力集中在自身的整体健康状况上，而非仅仅关注症状。在接下来的第三部分中，将介绍这个问题的更多细节。

在第十章中，介绍了跨学科疼痛管理项目。这类项目会教授患者管理症状的日常技能，帮助患者在患有纤维肌痛的情况下享受丰富而幸福的生活。

简而言之，这类项目会教授患者如何将注意力集中在自身的整体健康状况上以应对纤维肌痛。

以下几章将详细介绍跨学科疼痛管理项目。联合应用此项目中的多种方法是管理纤维肌痛最有效的方式，也是患者自行制订治疗计划的基础，制订治疗计划的相关内容将在后面介绍。

管理纤维肌痛是一个漫长的过程，不可能一蹴而就。需要一系列与健康相关的生活方式的改变，还需要家人和朋友的共同努力以帮助患者管理症状并重新享受生活。

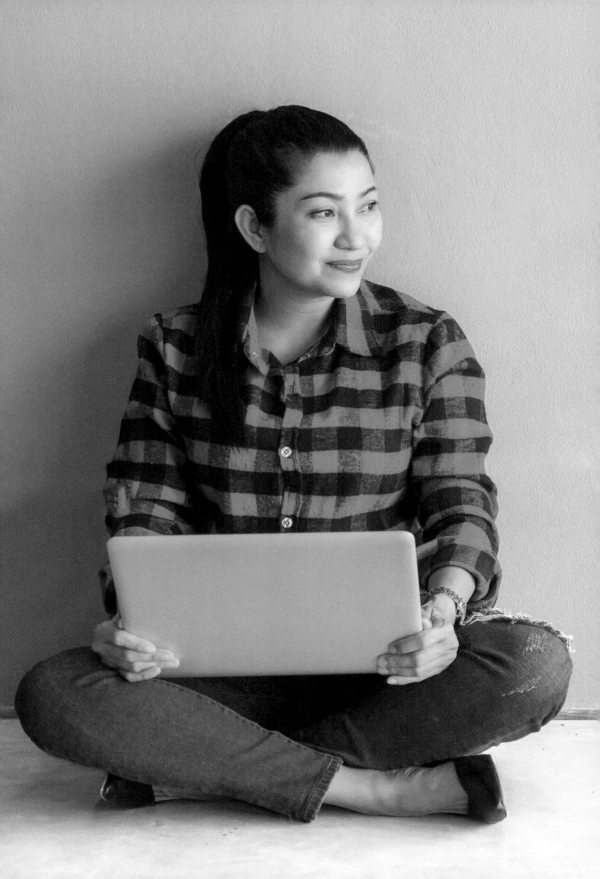

第十一章

设定目标

生活中很多事情都需要制订计划。度假、更换职业、装修房屋等都需要制订计划。

正如其他任何需要规划的事情一样，与纤维肌痛和平相处也需要积极的、深思熟虑的想法和步骤。纤维肌痛患者在生活中的每个细节都需要规划，这样患者才能走在正确的"道路"上，与纤维肌痛和平共处。

很多纤维肌痛患者感觉自己好像丧失了活力和社交能力，生活也失去了意义。他们希望"重新享受生活"。"重新享受生活"对患者来说意味着什么？

意味着患者可以和以前一样独自上学或者去商店购物，可以重新驾车，可以在上台阶时感觉精力充沛，还可以邀请朋友们共进晚餐。设定目标可以帮助患者重新享受生活。不要等到纤维肌痛的治愈方法出现或者自己感觉更舒适的时候才开始，现在就要开始设定目标。

以自己的目标为基础开始制订计划。你因为纤维肌痛错过了什么？因为症状不得不停止做什么？最想重新做什么？当阅读这一章时，思考一下自己想做什么。接下来将介绍如何设定目标并使之梦想成真，今天就开始吧。

"目标可以提供一条使生活驶向正确方向的道路。"

准备，设定，目标

设定目标对制订行动计划而言至关重要，这有助于患者享受丰富多彩的生活。目标可以提供一条使生活驶向正确方向的道路。它们使生活更有条理并指导个人生活方式的改善。目标可以帮助患者获得成就感并重建自信。

本章将介绍不论做什么、做多少，调整好节奏、坚持适度原则是非常重要的。设定目标也是如此。患者可能想要一次性解决很多不同的问题，但最好不要急于求成。

设定目标时，不要好高骛远，要一步一步来，成功时要庆祝。同时要知道，目标可能随着时间而改变。为自己目前的生活设定目标，但是要记住，生活会在某些情况下发生改变，目标也是如此。

当思考设定目标这件事时，患者可能并没有设定目标的动力。这没有关系！事实上患者设定目标的动力可能来源于患者实现了一个目标，尽管患者可能目前对这个过程还没有任何兴奋的感觉。如果还没有做好设定最终目标的准备，可以尝试设定一个让自己感觉舒适且容易实现的阶段性目标。

实现阶段性目标有助于患者产生动力并激励自己设定新的目标。在这个过程中，患者会对真正激励自己、激发自己成功欲望的东西有更好的感觉。

如何设定目标

设定目标一定要谨慎。不要设定一个过于宏大的目标，导致一开始就难以承受。也不要设定一个过于普通的目标以至于无法判断自己何时完成了目标。

研究人员提出了一种策略，可以帮助人们成功地设定目标，这个策略的英文缩写为：SMART（聪明的）。

具体的（Specific） 清楚地写下每一个目标。确切地描述想达到的目标、何时完成以及如何完成。具体的细节能构成一个好的目标。

不具体的目标：让身材变得更好。

什么激励着你

当开始为控制纤维肌痛设定目标时，从大局出发是有益的。问问自己：想让自己的目标帮助自己实现什么？这个问题的答案就是你的动机——动机可以让你持续努力直到成功。动机是纤维肌痛计划的核心。动机能让你开始行动并持续努力。理解究竟是什么驱使你管理症状将帮助你坚持完成自己的计划。

花几分钟思考一下你在生活中渴望什么。也许你想在家庭中表现得更积极，比如全程观赏孩子的足球比赛、如你承诺的那般和孩子一起野营。或许你想更好地完成日常生活中的种种家务，如洗衣服。不管怎样，这些动机可以让你的想法和感觉变成行动并给你提供成就感。

写下所有你希望控制纤维肌痛症状的原因。列出最主要的3个原因，其中一项是最为重要的。把这张列表放在你能经常看到的地方，并与你的医疗团队进行讨论。如果随着时间推移你的原因有所改变，就要更新你的列表。

这里列举了一些纤维肌痛患者想更好地控制症状的原因——他们努力控制症状背后的动机。

我想要：

- 在我女儿的婚礼上跳舞
- 再次在我家里举办感恩节派对
- 在海滩上散步
- 再次骑自行车
- 与我的孩子们嬉戏
- 再也不会失去工作
- 打扫我的房间

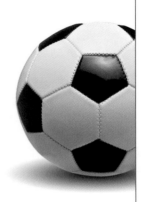

具体的目标：每天下班后步行30分钟，每周步行5天。

患者通过设定一个具体的目标，可以明确自己要做什么、做多长时间以及什么时候做。要精确地表达自己想获得什么、怎样去做、什么时候实现目标。

可衡量的（Measurable） 聚焦于清晰的、可衡量的结果，并且追踪整个过程。

不可衡量的目标：更健康的饮食。

可衡量的目标：一周至少有5天进食健康的早餐。

如果一个目标可以衡量，患者就可以较容易地实现它。

可实现的（Attainable） 一个可实现的目标是患者有足够的时间和精力去实现的目标。例如，在工作日程不允许每天花一小时在健身房的情况下，设定一个每天在健身房锻炼一小时的目标就是不可能实现的。相反，每周找两个工作日或在周末抽一小时去健身房锻炼就是可实现的。

另一个与锻炼相关的例子是：跑步。对患者而言跑步可能过于困难。在此情况下，设定每天跑步的目标就是不可实现的。但患者可以选择可实现的锻炼方式来替代它，如骑自行车或上瑜伽课。

相关的（Relevant） 选择适合自己生活状态和生活模式的目标。设定对自身而言有意义且重要的目标，而不是为了所爱的人或者其他任何人。虽然很多事情是因为其他人的想法导致自己想去完成，但是只有为了自己的、坚定的、深刻的原因，才能坚持做出改变。一个相关的目标对患者个人而言很有意义。患者要根据自己的喜好、价值观以及动力调整自己的目标。

有期限的（Time-limited） 为自己设定一个最后期限。设定一个目标可以让自己在终点和关键节点时停顿并进行反思。如有需要，改变计划也是可以的。同时，确保设定一个合理的最后期限，最好在一个月内达成目标。如果达成目标花的时间过长，可能使患者感到沮丧并因此放弃。

在时间规划上，设定一系列相互关联的小目标，而不是一个大的长期目标，更有助于保持动力。有关设定目标的具体实例详见第236页。

3 步成功设定目标

按照以下3步做，能增加成功的概率。

1. 花时间弄清设定该目标背后的原因。问自己：

● 这个目标与我的个人价值是否一致？

● 这个目标如何让我实现对自己的

你的自信心如何

实现目标的过程中，有足够的自信心是获得成功的关键。当设定目标时，思考一下自己的自信心如何。从1~10分给自己达成目标的信心打分。

1分=完全不自信

5分=自信

10分=非常自信

如果自信心低于7分，调整自己的目标有助于增强自信心。如果一开始就感觉目标过于困难，它很可能确实非常困难。把目标降低至可以达成的程度。达成一个目标后再设定一个新的目标，这有助于获得成功。

未来预期？

● 是什么使我对实现这个目标感到兴奋？

2. 一旦确定了自己的目标，将其分解成一个个每天或每周的小任务。

● 在1~10的标尺线上评估自己的自信心（参见本页"你的自信心如何？"）。如果自信心低于7分，可以将目标拆解成更小的目标。

● 记录自己努力的过程，可以回顾自己的行为，并不断纠正、进步。

3. 与其他人分享自己的目标。

● 与其他人分享自己的目标可以加强彼此之间的联系，获得鼓励与责任感。

● 寻找一个正在实践自己想达到的目标的榜样。

如果对设定目标还没有太多经验或还没有实现过去的目标，要勇于再次尝试。患者可以选择一些容易达成的小目标，也可以考虑从健康教练或生活教练处获得帮助。

关于目标设定的更多实例指导见236页，可应用的目标设定工作表见238页。

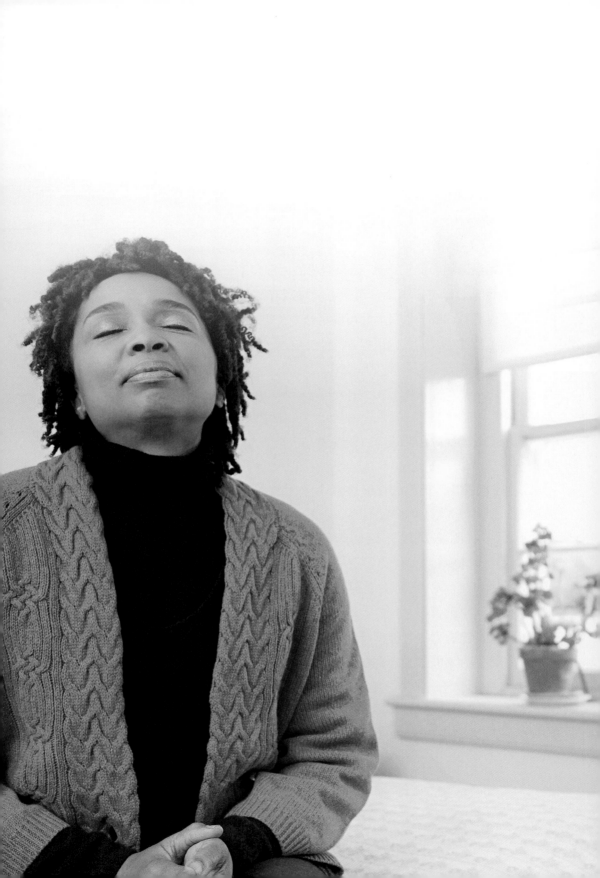

第十二章

重新训练自己的大脑

第四章中讲述了中枢敏化：体内的感觉细胞在与大脑交流信息时敏感度提高，类似于收音机的音量被突然放大。它可能无缘无故地突然发作，就像灯的开关失控——灯变得更亮。专家认为患者体内的这些异常导致了纤维肌痛的所有症状。

中枢敏化可能在创伤或疾病后出现。这些症状可能持续很多年，并逐步加重。目前，研究人员仍在持续研究中枢敏化为何会发生以及是如何发生的。

治疗中枢敏化的两种方法包括药物疗法和认知行为疗法。药物疗法以及认知行为疗法都是通过恢复中枢神经系统的敏感性来发挥作用的。它们将神经到大脑的信号传递强度减弱，从而改善纤维肌痛的诸多症状。

在本章中将介绍用于治疗中枢敏化的药物的知识。但是在本章以及接下来的章节中讨论的更多的内容是如何运用认知行为疗法来治疗中枢敏化。

改变自己的想法

身体持续向大脑发送信号，大脑会将这些信号转化成各种各样的感觉，包括那些与纤维肌痛相关的感觉，例如，疼痛、不适、麻木和视物不清。

关于疼痛和不适的信号通常是有用的。例如，当挤破手指时，痛感会立即由神经传导至大脑。伤者会发出"啊"的一声然后做出反应。冰敷手指后，疼痛就会得到缓解。

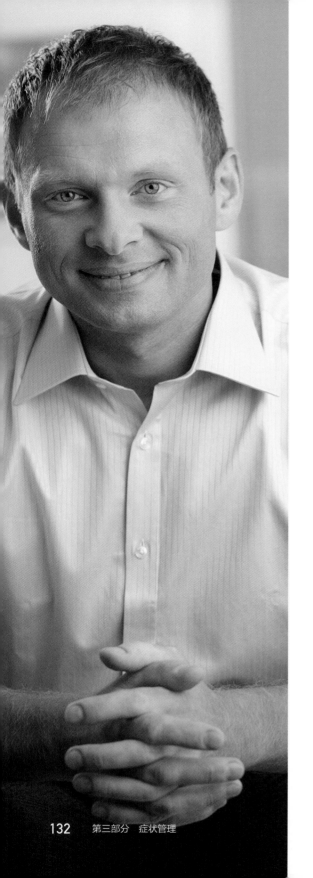

但某些疼痛信号或其他任何与纤维肌痛相关的感觉不会停止，它们仍然会向大脑传递信号且势不可当。

研究显示，将注意力集中于疼痛及其他相关感觉会使这些感觉进一步增强。换句话说，谈论以及担心自己的症状会让它们变得更加糟糕。

本书中介绍了如何改变这种状态。这也是认知行为疗法的目的——使注意力从疼痛及其他症状中转移。

接下来的几章将重点介绍几种使传递至大脑的过度放大的疼痛及疲劳信号降低的方法。还将介绍各种治疗方法是如何起效的以及目前应该如何应用这些治疗方法。首先，简单回顾一下药物疗法。

药物疗法

在第七章中，介绍了治疗纤维肌痛的药物。一些药物，如普瑞巴林（乐瑞卡）和加巴喷丁（恩那卡比、善痛眠等）作用于神经系统，可以缓解身体向大脑传输的疼痛、不适等信号。它们通过影响大脑内引起痛觉的化学物质来减轻痛感。

尽管药物有时被用来治疗纤维肌痛及其症状，但Mayo Clinic的专家发现，对大部分人而言，药物治疗慢性疼痛的效果不佳。药物疗法的风险是其收益的十倍。

认知行为疗法不是像药物那样减少神经向大脑传递的信号，而是通过改变患者的想法和行为降低中枢神经系统的敏感性。

在接下来的章节中会详细介绍一些认知行为疗法改善症状的例子。

学习关于纤维肌痛的知识

大多数人在与纤维肌痛抗争的过程中都感觉很迷茫。正如在本书前面部分读到的那样，人们对纤维肌痛有很多误解。更好地理解疼痛及其发生机制有助于改变人们对纤维肌痛的认知，从而更好地应对它。我们鼓励并希望患者更好地理解关于身体什么是对的，什么是错的。

纤维肌痛患者更容易花大量的时间关注他们的疼痛并且思考为什么疼痛无法消失。这会让患者感到焦虑、气愤以及恐惧，而这些感觉只会让疼痛加重。患者也可能因为担心疼痛而备受折磨。很多因素都可能导致纤维肌痛的症状突然加重，如感染病毒、度假、旅行、过度劳累、待客等。

有可行的方法可以改善患者的处境，令患者鼓起勇气并感觉更舒适。这可以让患者看到改善症状和提高生活质量的希望。

在本章及后面几章中将介绍这些方法，以及如何处理触发因素。患者可以通过减少触发因素的发生来减少它们对疼痛、疲劳及其他症状的影响。学会了如何降低中枢神经系统的敏感性即达到了目的。

在本章及后面的部分中将介绍，使用这些方法是改善症状最好的选择。

运动

运动有助于改善纤维肌痛的症状。但这可能不是个人的运动经验。多数患者认为，任何形式的锻炼都会让他们的疼痛加重且更加疲劳。然而，研究表明，运动可以使身体感觉更舒适、精神更振奋，并能改善睡眠。

运动也可以改善患者对疼痛的感受。因为运动可以激活中枢神经系统产生的化学物质，逆转中枢敏化的趋势。神经系统产生的化学物质有助于患者在运动中和运动后更好地忍受疼痛。

研究表明，有氧运动，如步行，是控制纤维肌痛症状的首选非药物疗法。步行是纤维肌痛患者进行有氧运动的一个常见优选方案，因为可以随时随地进行。

正如将在下一章中介绍的，运动的关键是循序渐进。运动的强度应缓慢提高，时间也应该一点一点增加。

"可以通过减少触发因素的发生来减少它们对疼痛、疲劳及其他症状的影响。"

振奋精神

与纤维肌痛相关的精神疾病，如抑郁和焦虑，会导致患者压力增大，纤维肌痛的症状加重。

正念冥想和正念减压疗法（MBSR）等身心疗法可以降低与中枢敏化相关的大脑活动程度。这两种疗法都要求将注意力集中于当下，因为这样做可以改变信号进出大脑的通路。脑部影像学检查显示，正念冥想和MBSR可以改变大脑的功能，使患者更有效地控制症状。除了可以减轻焦虑，正念冥想还可以影响脑部的疼痛通路，减轻疼痛。

接受身心疗法的纤维肌痛患者表示，他们的疲劳感有所减轻，睡眠有所改善，更容易放松，抑郁和焦虑感均有所减轻。

身心疗法可以让人精神振奋，在控制症状时患者会感觉更加自信，生活质量也会有所提高。在第十五章中有进一步的阐述。

睡眠

睡眠障碍是纤维肌痛最难处理的症状之一。很多纤维肌痛患者都在努力提高睡眠质量、获得足够的睡眠。入睡和维持睡眠都是很大的挑战。很多纤维肌痛患者睡眠时间长达12小时仍然感觉休息得不够，醒来后可能仍感到精疲力尽。而且睡眠质量差会导致疼痛加重。

睡眠对大脑和神经系统有重要的影响。规律、高质量的睡眠可改善大脑功能，显著改善中枢敏化。高质量的睡眠有助于患者养成良好的习惯，更好地控制纤维肌痛的症状。

在第十六章将介绍如何改善睡眠。睡眠质量良好对患者的精力水平和精神水平而言大有裨益，同时可以增强患者的思维能力和记忆力。

保持社交

保持社交是缓解纤维肌痛最有效的方法之一。在本章节中介绍的其他方法与保持社交的共同作用下，大脑功能会得到改善，有助于更有效地控制症状。在第十八章中将介绍如何更好地加强人际交往。

健康饮食是否有裨益

自我护理是生活的重要部分，对控制纤维肌痛而言尤为重要。获得足够的高质量睡眠、花时间放松以及保持社交都是自我护理的重要部分，这些都可以帮助逆转中枢敏化趋势。尽管健康的饮食对中枢敏化没有特殊效果，但对改善纤维肌痛而言仍是非常重要的。将在第十六章介绍关于饮食的知识。

衡量成功

这些方法的最佳之处是它们的效果可以被衡量。这意味着随着时间的推移，患者可以回过头来看到自己取得的成功和获得的进步。

当患者读到本书末尾并制订了控制纤维肌痛的计划时，就知道如何衡量成功并评估自己的成绩了。这样做有助于控制好症状，把握好人生。

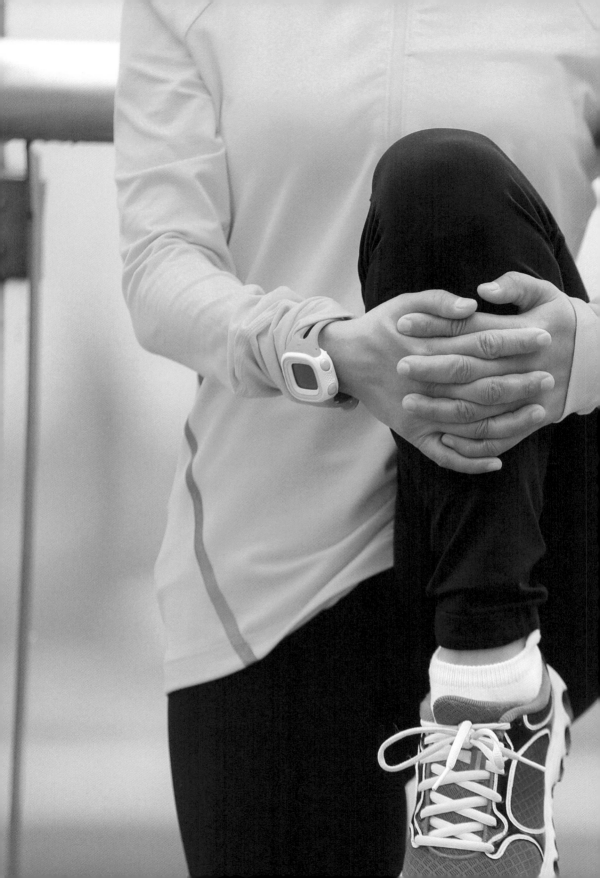

第十三章

规律运动

纤维肌痛导致的疼痛和疲劳会使人完全不想运动。但研究表明，体育运动有助于控制症状并减轻痛苦。患者可能会想，当我只想上床睡觉时，怎么可能去运动。

在本章中将介绍如何在疼痛和疲劳的情况下进行运动。有一点要明确，如果用正确的运动方式，实际上可以感觉更舒适。"正确的方式"有一层含义是不要过度运动，过度运动会使症状加重以至于放弃所有的运动。"正确的方式"的关键是缓慢和持续。要从较低的强度开始运动，不要超出能承受的强度，之后循序渐进。

现在可能做不了很多运动，但是随着时间的推移，耐力会增强，每次进行运动的时间也会增加。本章将介绍如何让规律运动成为生活的一部分。

运动对控制症状而言非常重要，在本书末尾有一个每日运动计划，尽可能地完成。个人目标可能是每天进行有氧运动30分钟，但是如何实现取决于个人情况。

第一步是找到自己喜欢的运动方式，从最小运动量开始，并逐步增加。

"运动可以减轻疼痛、改善抑郁、减少疲劳感。"

运动更多、感觉更好

运动是控制纤维肌痛症状的重要方法之一。

有证据表明，即使刚开始只能运动2分钟，但逐步加强到每天运动30分钟也是一个健康的选择。规律运动有助于减重并保持体重、振奋精神、使精力充沛，从而更好地享受生活。

纤维肌痛患者进行运动的益处不止于此。运动可以减轻疼痛、改善抑郁、减轻疲劳感。此外，运动还可以改善睡眠，提高注意力和专注力。不过，这些仅仅是运动可以成为纤维肌痛的主要治疗方法的一部分原因。

即使了解了这些益处，患者可能仍然有疑问。对自己而言多少运动量是合适的？每天的最佳运动时间是什么时候？哪种运动方式最有益？研究人员仍在进行持续研究以寻找这些问题的最佳答案。以下是到目前为止研究人员所了解的情况。

研究结果是怎么说的

30多年来，研究人员一直在研究运动和纤维肌痛之间的关系。他们对运动的时间段、运动时长以及运动强度进行了研究。以下是研究结果。

低强度到中等强度的运动几个是最佳的。无论哪种运动，纤维肌痛患者通常在进行低强度到中等强度运动时症状可以得到最大程度的缓解。在减轻疼痛、改善睡眠和振奋精神方面尤其如此。研究还表明，低强度的运动可以帮助人们坚持运动的习惯。简而言之，运动强度越高，越容易放弃。这又是一个调整自己的生活节奏和前进步伐的理由。在本书后面的部分介绍了更多调整生活节奏的内容（见第十四章）。

建议人们每天至少进行30分钟的中等强度运动。这个目标对纤维肌痛患者来说可能比较困难。但请记住，这只是一个阶段性目标，从自己能做到的事情开始，然后每次延长一点运动时间。循序渐进是最好的。

我为什么要运动

　　纤维肌痛患者可能感觉任何形式的运动都很有挑战性。毕竟，如果任何形式的运动都会使人感到疲劳并受伤，人们为什么还要运动呢？

　　再进行一次尝试。研究表明，运动对改善纤维肌痛核心症状的作用非常大。

- 运动有助于预防纤维雾。运动可以促进大脑血液循环，从而改善大脑的功能。

- 提高身体素质可以提高注意力、警觉性、解决问题的能力以及思考速度。

- 步行可以降低患痴呆的风险。由此可以看出运动的力量所在！

- 运动可以促进体内释放内啡肽和脑啡肽。这些激素是人体内天然的止痛药，并可以使人获得幸福感。它们可以强化良好的感觉，更重要的是减轻疼痛。它们还有助于患者摆脱担忧，走向健康。

- 中等强度的运动有助于减轻疼痛，增强幸福感。

- 运动有助于消除疲劳。

- 运动有助于减轻压力，减轻焦虑、抑郁，振奋精神。

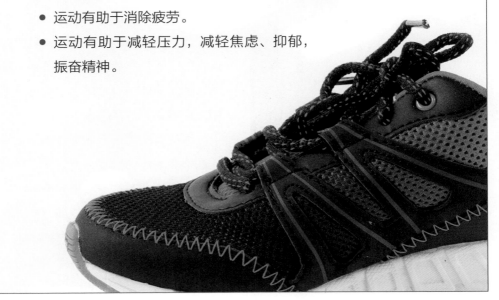

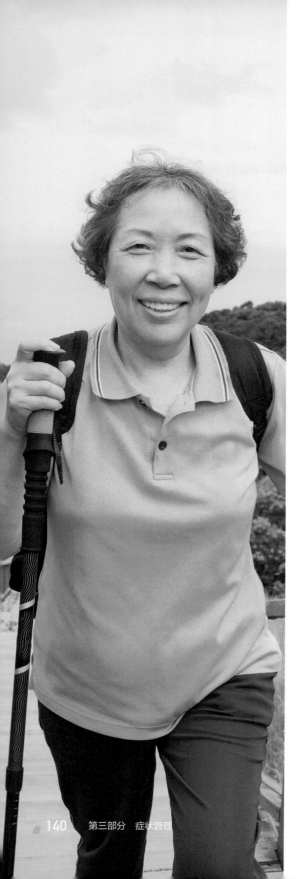

所有运动方式都是有益的。每种运动方式都有助于缓解纤维肌痛的症状。在选择哪种运动方式最合适时，可以选择自己最喜欢的。从水上运动到各种类型的其他有氧运动，从强化运动到拉伸运动——各种运动方式都有助于减轻疼痛、改善身体功能。可以根据自身情况决定哪些运动方式最有效，且可以长期坚持。

运动不会使疼痛加重。与人们通常的认知不同，逐步提高运动强度不会加重纤维肌痛。关键是要调整自己的步伐，逐步将运动时间增加到每天30分钟。

尝试多种运动方式

在开始运动之前，尤其是感觉自己不是很活跃的情况下，请务必与医生进行交流。同时，应当确保运动计划是可实行的。吸烟患者，患有心脏病、高血压、糖尿病的患者或肥胖患者的病情可能会影响计划的执行。

医生可能建议患者在开始运动计划前与物理治疗师沟通，尤其是在患者有走路不稳的情况或者需要使用手杖或助行器的情况下。物理治疗师会帮助患者在制订计划时确保活动的良好平衡，首先保证安全性，其次保证灵活性以及良好的运动姿势，同时兼顾健康状况和适应性。

低强度和中等强度的运动量之间有何区别

可以根据身体的反应来判断运动的强度。主要通过以下迹象判断。

低强度

运动时可以轻松地谈话或唱歌。回想一下日常生活活动时的感觉，例如，睡醒后喝一杯水或者进行简短的谈话。在游泳池中行走。

中等强度

- 呼吸加快，但不至于呼吸不均匀。
- 在运动大约10分钟后轻微出汗。
- 可以交谈，但不能唱歌。

然后，思考以下各种不同运动的具体实例，思考哪一种最适合自己。记住，一定要选择自己很享受的运动，确保自己可以坚持下去。下列都是低强度且对关节损伤小的运动。

有氧运动 任何引起大肌群收缩、心率增加、呼吸运动增强的运动都被认为是有氧运动。

例如：步行、游泳、骑自行车、徒步旅行、滑雪、打网球、跳舞。

提示：步行是有氧运动的首选，因为它不需要特殊的设备，可以随时随地进行。

拉伸 拉伸运动可以增加肌肉的延展性，降低受伤的可能性。拉伸还有助于缓解肌肉僵硬，使全天的活动更加轻松。

例如：任何简单的拉伸，如瑜伽。（详见第九章）

提示：早晨起床后第一件事情就是做常规拉伸运动（详见244页）。

水中运动可行吗

很多运动方式都有利于改善纤维肌痛，但是水中运动尤其有效。

几个世纪以来，水因其治疗疾病的特性而受人称颂。在本书前面的章节提到过水疗法，这是一种治疗纤维肌痛的综合方法。温水尤其有益（详见第111页）。

尽管还需要进一步研究，但研究人员发现，水中运动对控制纤维肌痛的效果非常好，水中有氧运动是治疗纤维肌痛最有效的方法之一。

水，尤其是温水，可以帮助纤维肌痛患者更容易地活动。水温较高可以使关节和肌肉更放松并使痛感降低。水本身还有支持作用。水的浮力、流动性和阻力可以帮助人们以特定方式逐渐提高运动强度，这些是陆地运动无法做到的。这是因为水中运动关节无须负重，而跑步，哪怕是步行，关节都会负重。对长期以来几乎不运动的人来说，水中运动往往更容易一些。

如果有任何类型的伤口、有严重的呼吸系统疾病或者妊娠患者，在进行水中运动之前请与医生沟通。

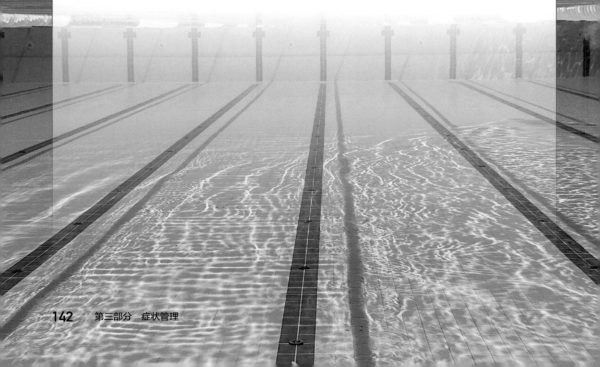

力量训练

不像步行或者骑自行车，做力量训练需要掌握正确的方式。物理治疗师或者健身教练可以指导患者使用正确的方式以避免受伤。他们也可以帮助患者针对身体的不同部位制订力量训练计划，这些部位包括下肢、上肢、胸部、肩部、背部和腹部。

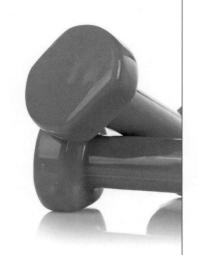

应该做多少力量训练？Mayo Clinic的专家建议，从所能承受次数的一半开始。做点儿什么总比什么都不做强，重要的是一开始不要做得太多。做太多可能会导致疼痛和肌肉过度疲劳。

做任何运动都要缓慢、从容不迫、平和。举起重物时喊"一、二、起"，放下重物时喊"一、二、放"。当不能再做时就停下来休息一下。重要的是锻炼了自己的肌肉，而不是做了多少次或举起了多少重量。

如果适应了每天的运动且没有感到不适，那么可以将每周的运动次数增加10%~20%。如果在这种强度下没有感到不适，意味着明天可以继续运动。

举例

第一周：你认为你可以举起一个2磅的重物20次，那么从举10次开始，也就是你认为你可以做到次数的一半。每天这样做，持续一周。

第二周：第一周的运动太简单了，因此接下来这周将举重次数增加到12次，也就是增加了20%，比原来做的多了两次。

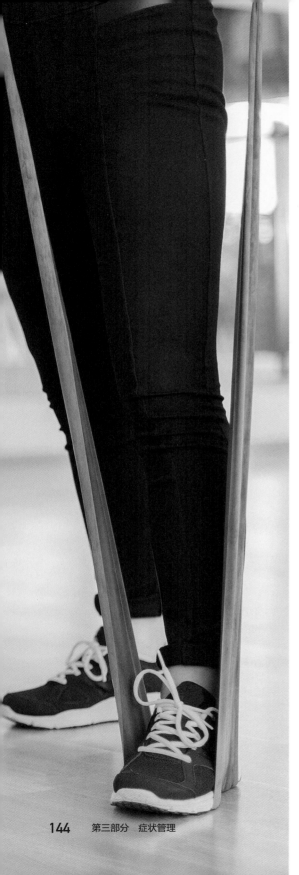

平衡练习 这些练习有助于维持与自己年龄相当的平衡感并预防跌倒。

例如：单脚站立，后退走，两脚之间切换重心，太极拳（关于太极拳的详述见第九章）

提示：第254页有关于平衡练习的详细介绍。

力量训练 所有锻炼肌肉的练习都被划分为力量训练。力量训练使搬动洗好的衣物或搬动杂物等日常活动更加容易。

例如：需要对抗自身重力的运动，如俯卧撑，或者那些需要用到哑铃、举重机或运动带的运动。开始时选择非常轻的重量，比如1～2磅的重量，甚至可以利用肥皂盒。

提示：不要立即开始高强度的力量训练。开始时尝试低强度的有氧运动以及常规的力量训练。

运动冥想

瑜伽是一种力量练习，而太极拳是一种平衡练习，将两者结合在一起称之为运动冥想。其他的运动冥想包括气功和普拉提。瑜伽、太极拳、气功和普拉提被描述为运动中的冥想，因为它们将思维和身体结合在一起，通过平缓的运动促进宁静。在本书的前面部分（第九章）提到了有关这些运动的基本知识。

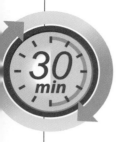

让运动按计划进行

根据以下这些提示实现自己的运动目标。

让运动成为生活的一部分。尝试每天运动。选择一个固定时间并标记在日历上。制订计划时，把运动时间包括进去（见第236页）。

循序渐进。开始时只做少量运动，然后逐渐增加运动时间、提高运动强度。

增加种类。选几种自己喜欢的运动类型。进行多种类型的运动可以避免产生厌烦情绪。

追踪。运动后，写下自己做了什么，做了多长时间。记录有助于回忆自己的进步，并保持运动的动力。

让家人朋友参与进来。与他人一起运动可以使自己保持动力并使运动过程更愉快。

要有耐心。第一次运动时出现肌肉和关节的酸痛是正常的。在接下来的几天会感觉越来越好，尤其是力量和柔韧性得到增强时。

这些运动有助于肌肉的放松和拉伸，使身体更加强壮，同时可以提高平衡能力，最终改善运动的整体感觉。而且，它们可以减轻甚至预防疼痛。事实上，它们的运动强度较低，因此更容易完成。

每一种冥想运动的详细信息如下。通过了解这些运动将它们适当地纳入自己的每日运动计划。

瑜伽　平和且容易适应，对那些没有运动动力的人来说，瑜伽通常是一个很好的选择。瑜伽可以减轻压力，改善睡眠，甚至促进神经系统的变化，从而减轻疼痛。

事实上，研究人员发现，每天仅需练习瑜伽30分钟，坚持两周就可以缓

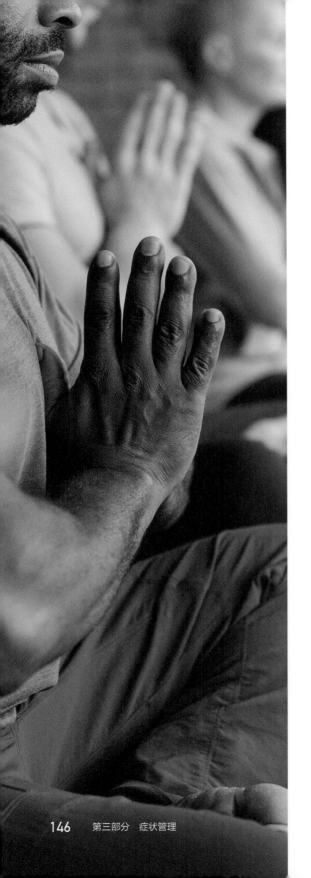

解纤维肌痛，缓解压力，改善睡眠。另一项研究发现，瑜伽带来的改变在6个月后仍能观察到。

哈他瑜伽是瑜伽中的一种常见的流派，主要内容是呼吸训练和冥想。与其他的流派的瑜伽相比，哈他瑜伽的节奏更缓慢，动作更容易。纤维肌痛患者练习哈他瑜伽8周后即可明显感受到身体功能的改善。

太极拳 深呼吸配合一系列缓慢、专注的动作，太极拳被证实有助于减轻疼痛、缓解抑郁和焦虑情绪，改善睡眠。研究显示，一周两次、连续12周的太极拳练习可以缓解疼痛。一些患者练习太极拳的效果优于有氧运动。

太极拳的效果似乎会随着练习时间的推移越来越明显。练习几个月的患者与练习几周的患者相比，其主诉自我感觉更好。（关于太极拳更详细的介绍见第108页）

气功 缓慢、可控的气功运动可以减轻疼痛、改善睡眠、提高心理功能、促进身体健康。练习多少才够呢？长期坚持练习，每天30~45分钟是最有效的。如果这是你感兴趣的一项运动，记住要循序渐进。（关于气功的详细介绍详见第110页）

普拉提 普拉提的特点是强度不高，练习的主要内容是锻炼柔韧性和进

行呼吸训练。一些小规模的研究证实，普拉提可以改善纤维肌痛的症状。（关于普拉提的详细介绍见第110页）

寻找最佳的平衡点

设定一个目标：每天运动30分钟。如何达到这个目标取决于个人的情况。

了解什么样的运动可以成为生活的一部分，思考一下自己最享受什么，什么对自己来说最有意义。如果需要，和医生探讨所制订的计划，从物理治疗师或者健身教练那里寻求指导。这意味着从低强度运动开始，逐渐增加运动强度。开始时做力所能及的低强度运动，之后每次一点点地增加运动的时间、提高运动强度。

例如，如果第一天只能做两分钟的运动，也没有问题。每两周将运动时间增加两分钟，直到达到每天运动30分钟的目标。（在第十四章将详细介绍如何适度运动和保持节奏）

如果平时没什么活动量，缓慢而持续地运动是非常有效的。除了增强运动耐力以外，疲劳和抑郁感会减轻，疼痛也会减轻，睡眠质量也会提升。

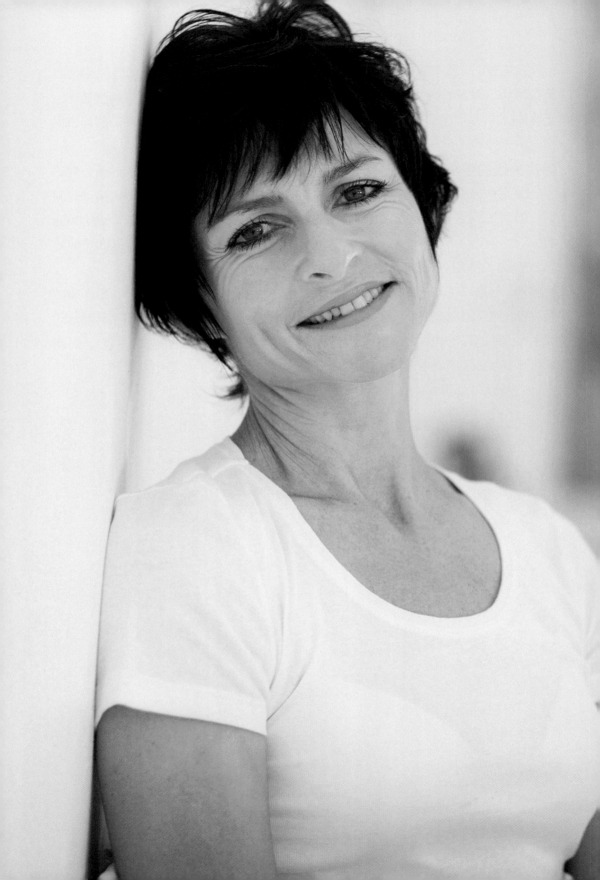

第十四章

平衡时间和精力

上一章中提到了控制纤维肌痛的两个重要概念：适度和节奏调整。在本章中，将进一步介绍这两个概念意味着什么，以及它们为什么如此重要。

人们可以像管理金钱一样管理自己的时间和精力。金钱是有限的，支付账单之后，人们需要设定目标帮助自己明确剩下的钱想用来做什么事情。

如何支配时间和精力也是同样的道理。一天的时间是有限的，而人的精力也是有限的。

如何在能力范围内最大限度地利用自己所拥有的时间和精力？如何保证不会耗尽自己的精力？如何保证不会运动过度以至于适得其反？这些都是本章要回答的重要问题。

怎样安排时间

患者可能有那么一天感觉非常好，因为他们完成了所有以前可能推迟去做的事情，但是第二天却感觉很糟。患者也可能在某天没有安排任何活动，独自一人待在家里，感觉很孤独，而且花了大量时间来思考自己的症状。

上述文字描绘了两种不同的画面：一种是做的过多，另一种是做的过少。通过平衡自己的时间和精力，可以避免这两种极端情况。把目标设定为平衡时间安排，保证自己有足够的精力去工作、照顾家庭、社交、运动、处理日常事务、放松和休息。只要有了正确的时间管理技巧，这是可以做到的。

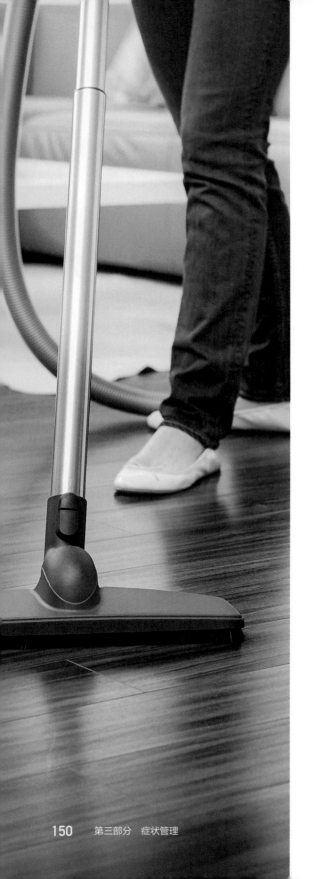

时间管理意味着需要平衡精力和需要耗费精力的各种活动。管理时间，即节奏调整和适度，有助于实现这些。可以通过使用这些方法计划自己的一天，完成需要做以及自己想做的事。

节奏调整

有这样一种说法："生活是一场马拉松，而不是短跑。"因此，调整自己的节奏是很重要的。对纤维肌痛患者而言更是如此。利用休息时间改变一些需要消耗精力的活动来调整自己的节奏，做自己需要做的事情和想做的事情，而不是把所有精力都消耗殆尽。可以把节奏调整理解为"精力管理"。节奏调整有助于避免突然的情绪爆发，也可以避免在前一天做过多的事情以至于第二天疲惫不堪。

当由于担心在一天中做的太多反而什么事情都没有做好时，节奏调整会有所帮助。通过节奏调整，可以在活动和休息之间找到平衡点，来享受美好的一天。平衡活动时间和休息时间可以保证在活动后不会感觉更糟，合理地消耗自己的精力。

节奏调整意味着在感觉良好的一天应当和感觉不好的一天做同样强度的活动。当自我调整节奏时，应当计划在差的一天和好的一天付出同样的精力。这意味着不要在感觉好的一天活动得太多、太频繁。按照这种方法，不要在感觉良好的时候把所有的精力都储存起来，而要逐步、稳定地消耗自己的体能。此外，合理安排各种活动可以更好地控制疼痛及其他症状。

一旦可以合理地规划和安排任何一天的各种活动，就可以逐步增加活动量。这可能与现在对待生活的方式不同，如果现在感觉良好就更努力，之后又会因运动过度而感觉不适。

如何调整自己的节奏 在开始制订活动计划前，很重要的一点是了解哪些活动特别消耗精力而哪些没有那么消耗精力。可以用活动日记来记录一下哪些活动更容易完成。在日记中，可以包括有关某项活动量过大的活动的早期预警信号。

一旦有了这些信息，患者就可以更好地制订行动计划，平衡自己的精力并在最需要的时候获得休息时间。制订完整的计划可以限制过度的需求和压力，

计划要包括休息和放松的时间，以及各种不同活动之间的转换。

当学会了如何自我调整节奏，就可以很好地协调生活中各种不同的活动。每天决定自己想要完成和必须完成的活动的组合。任何需要消耗精力的事情都是一项活动，无论是去商店购物、和朋友谈话还是辅导孩子做作业。逐天、逐周地调整好这些活动的节奏，并计划好休息的时间，有助于在不大量消耗精力的情况下完成所有活动。

首先设定一个适度的目标，然后缓慢提高目标的难度。例如，如果没有按时打扫房间，不要起床之后就说"今天我要把房间打扫干净"。如果想打扫房间，可以制订一个交替进行各种活动的特别的计划，避免耗费大量的精力。例如，可以将使用吸尘器清洁地面换成一个更轻松一点儿的活动，如擦拭灰尘。把计划写下来有助于按照计划行事，避免过度劳累，但是依然可以完成当天的目标。

不平衡的一天

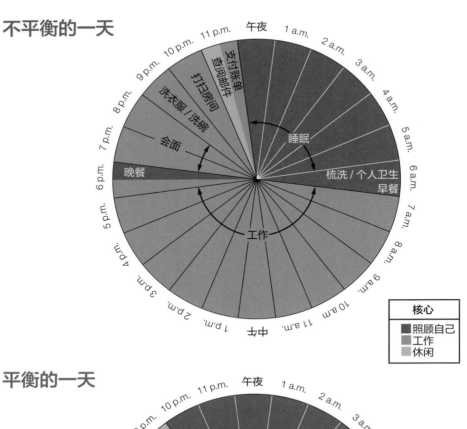

平衡的一天

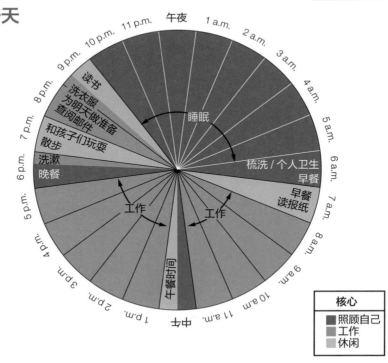

"和管理时间一样，成功地调整自身节奏会有一些挑战，要有耐心。"

尽管人们很难将每天的每件事都安排妥当，但练习安排每天的日程可以使人们意识到自己有多少精力以及应该如何分配自己的精力，也可以教会人们如何灵活地处理生活中的事情。

本章已经介绍了调整全天各种活动节奏的意义。那么，计划中的休息时间应该怎么来安排？

休息对不同的人有不同的意义。对一些人而言，休息可能意味着读书、安静地坐着或者享用一杯咖啡。对另一些人而言，休息可能意味着观看喜欢的电视节目。休息时间可能是尝试正念冥想的一个好时机（见第107页），有助于清除杂念，减轻压力。也可以通过深呼吸（见第106页）来放松和减压。休息是一种技能，需要练习。

和管理时间一样，成功地调整自身节奏会有一些挑战，要有耐心。随着时间的推移，人们将知道哪种方式最适合自己，并且找到生活中各种活动的平衡点。

调整节奏的技巧　准备开始尝试调整节奏了吗？可以参考以下方法。

在高体力消耗活动和非高体力消耗活动之间切换。评估全天中消耗的精力，适度的节奏指可以每天坚持，既不能什么事都不做也不能消耗过多体力。

例如，用吸尘器清扫后选择支付账单，洗碗后选择叠放干净的衣物。

在最需要精力的时候去使用它。找到自己一天中精力最充沛的时间段，在那些时间段做最需要花费精力的事情。

例如，吃早饭，然后修剪草坪；早上喝完咖啡后，完成下周到期的年终报告。

如果你有一个需要花费很多精力的大项目要完成，而你在早晨精力最旺盛，那么就请在早晨着手去做。

适度

在精力管理方面，调整节奏的同时要注意适度。有效结合这两个方面，就不会在全天的生活中耗尽精力。

家庭、工作、朋友、学校等生活中发生的一切有时会使人很难控制自己的

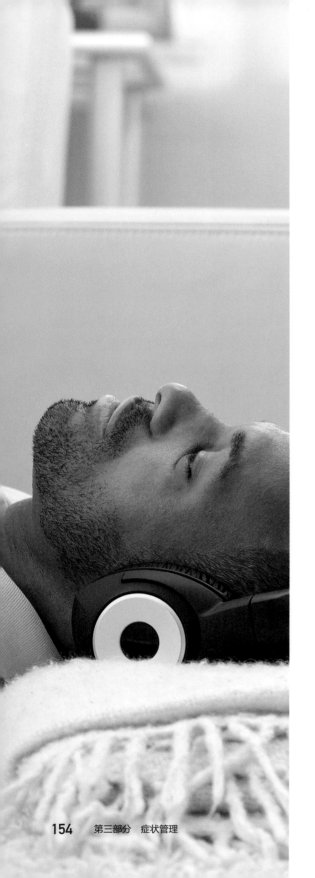

生活节奏。想把每一件事做好，想不错过任何事，这种想法是很正常的。但是，做得太多经常会适得其反，使人感觉非常糟糕，然后可能又变成什么都不做、体力活动做得很少并且放弃社交，甚至可能放弃自己热爱的所有事情，并且感到压力增加。这是一种恶性循环，而掌握适度原则有助于打破这种恶性循环。

掌握适度原则可以帮助人们融入并享受生活的各个方面，可以确保人们在感觉良好的日子里不会过度疲劳，而在感觉糟糕的日子里也不会完全放弃。研究表明。随着时间的推移，这种缓慢而稳定的方法可以有效地控制纤维肌痛患者的症状。

以运动为例，它是控制症状的一个重要部分（见第十三章），但是如果做得过多、强度过高，可能感到更多的疼痛和疲劳。

相反，要现实地考虑适合自己的运动量和运动类型。适度的运动有助于改善睡眠、减轻疼痛，使生活面貌看起来更加积极，而不会使人感觉更糟。

社交生活是另一个可以从适度原则中获益的领域。很重要的一点是，不要因为疼痛和其他症状而拒绝社交，不要因过度社交导致自己感觉更糟。

婚礼、婴儿派对、节日晚宴、工作

聚会和邻居聚餐都是生活的一部分。如何在社交生活中坚持适度原则？

Mayo Clinic纤维肌痛工作组建议这样做：接受每一个社交邀请。这听起来很多，但是还有第二条建议：参加每场活动的时长不要超过30分钟。

为什么不要超过30分钟？Mayo Clinic疼痛康复项目组的专家认为，30分钟的社交时间是一个可以通过努力实现的合理目标。这样可以鼓励患者参加社交活动，同时可以避免过度社交导致第二天感觉更糟。纤维肌痛患者通常没有设定限制的经验，因此这个建议可以帮助患者更好地分配精力。

充分利用自己的时间

现阶段对调整节奏和坚持适度原则的作用有了一定的了解，如何在日常生活中实现，可以参考以下方法。

首先准备一个日历。不管是在手机上还是其他地方，在事件和邀约一栏贴上标签。日历可以帮助患者在正确的轨道上前行，防止患者不知所措。

除了日历以外，每日计划是在工作、家庭、社交、运动、日常事务、放松和休息之间寻找平衡的有力工具。这比待办事项清单更为有效，日历上的时间点有助于清楚地了解自己打算怎样度过这一天。它有助于在一天开始前提前做好计划，明确自己的时间和精力将在何时用在何事上。这有助于充实地度过每一天。

每日计划可以确保患者有足够的时间和精力去做需要做的事和想做的事。在行动指南中可以找到计划样表和空白表。

时间管理只是每日计划的一部分，有助于更好地管理时间和精力。思考一下以下时间管理技巧中哪一些是有帮助的，把它们加到第238页的计划中。

列出最重要的活动和任务。每日待办事项清单有助于把每日事项按照优先顺序排好。要把最重要的任务和活动放在列表的顶端。

把自己放在优先级。每天要在自己身上花一些时间。哪怕只花一点儿时间，为自己做一点儿事，不要觉得内疚。并不是一天当中的每一分钟都要创造价值。

学会说"不"。你做计划的目的是什么？你的日程表是怎样的？请记住这两点。当突然出现其他任务或活动并且与你的计划或目标冲突时，你又没有时间，请学会说"不"。

需要的时候可以委托别人。待办事项上是否有一些可以去除的事项或者请别人代办的事项？

做好收纳工作。看一眼自己的桌子

每日计划

　　每日计划有助于患者在日常生活中达到更健康的平衡状态。计划包括工作、休息、运动、放松和社交活动。如果很难把所有的事情都安排好，那么问问自己：我今天必须做什么？今天最好做什么？今天想做什么？

日期： 5月10日 星期四

	计划做	实际做
6:00	运动、吃早餐	运动、吃早餐
7:00	洗漱、上班	准备好去上班
8:00	处理昨天的信件	写信
9:00	完成信件	写信，按照日程工作
10:00	休息一下	散步10分钟
11:00	开始处理新文件	开始处理新文件
中午	和Ann一起吃午饭，休息	和Ann一起吃午饭，冥想
13:00	继续写文件	写新文件
14:00	参加部门会议	参加部门会议
15:00	休息一下，完成文件	喝一杯咖啡，休息一下
16:00	打电话，其他杂事	打电话，回邮件，写备忘录
17:00	回家，休息，骑自行车	回家，休息，骑自行车
18:00	准备晚饭，吃晚饭	准备晚饭，吃晚饭
19:00	洗衣服，熨衣服	洗衣服，休息
20:00	和Jim相处	和Jim一起熨衣服
21:00	做一些放松身心的运动，休息	回邮件，做瑜伽
22:00	读书，准备睡觉	读书，准备睡觉
23:00	睡觉	睡觉

每日计划

复制这一页，计划自己的一天。可以一次性计划一天的活动，或者花几天来完成自己的计划。每天记下自己实际做的，和原计划进行对比。如果发现每日计划有助于实现自己的目标，让生活更加平衡，那么就继续这么做。

日期和星期：

	计划做	实际做
6:00		
7:00		
8:00		
9:00		
10:00		
11:00		
中午		
13:00		
14:00		
15:00		
16:00		
17:00		
18:00		
19:00		
20:00		
21:00		
22:00		
23:00		

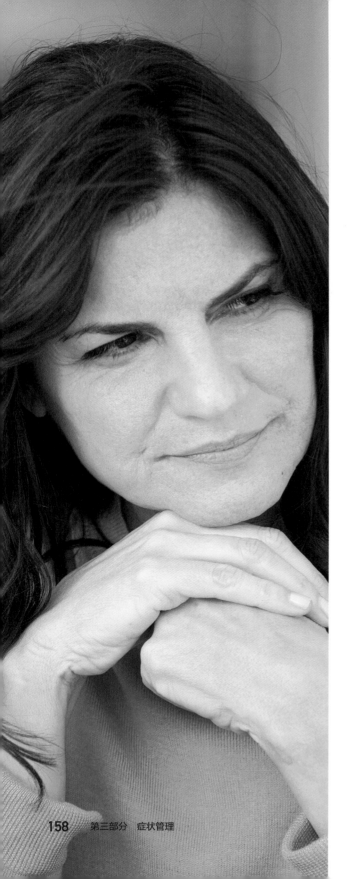

和房间。是不是每一样需要的东西都可以找得到？花一些时间整理自己周围的环境，可以节省很多时间，更好地利用自己的精力，因为不需要浪费太多时间去寻找需要的东西。

休息时间。有些人可能认为休息会影响效率。但事实上休息可以提高效率，因为休息可以缓解疲劳。疲劳会使人难以继续活动，甚至无法完成清单上的任务。在需要休息的时候就休息一下。进行一次短暂的散步、做几个简单的伸展运动或者给自己放一天假都是有帮助的。

反馈。每个月都回顾一下自己是怎么安排时间的。是按照自己的计划来安排的吗？如果不是，你的计划是符合现实的吗？在一天内完成的任务量是否比合理的任务量多？寻找更合理的安排。例如，坐公交车去上班替代自驾去上班，这样是不是可以有更多的时间去阅读？

到目前为止，人们可能已经注意到了本书的目的是帮助人们重新享受生活，不是在纤维肌痛被治愈或者症状消失之后，而是现在。这些事需要患者现在就去做，不要再浪费生命中的任何一分钟。

　　本章中的方法对患者重新享受自己想要的生活而言非常重要，有助于患者照顾好自己和家人，做患者过去喜欢做的各种活动。这些方法是帮助患者成功回到正常生活的一部分，我希望患者从今天开始行动。

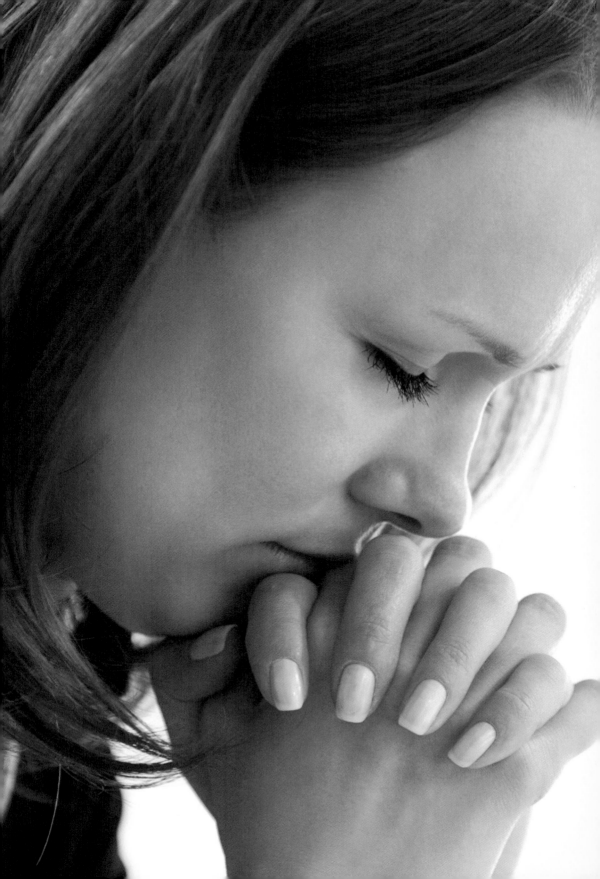

第十五章

管理压力和情绪

被诊断为纤维肌痛的患者可能感觉自己遭到了致命的打击。这是很正常的。患者也有可能注意到自己的情绪逐渐低落，精力也逐渐下降，同时疼痛逐渐加重。

纤维肌痛影响了患者的方方面面，包括由于不能进行热爱的运动或失去健康和活力而引起的担忧和悲伤。担忧和悲伤的感觉可能使患者变得易怒、抑郁和焦虑。这种案例并不少见。事实上，每3个纤维肌痛患者中大约有2个会感到焦虑、压力过大和抑郁。

有这些感觉的患者请记住自己并不是一个人在战斗。有可行的办法和一些可以做到的事情能改善情绪和生活的面貌。本章中将介绍哪些方法是可行的。

尽管改善生活面貌需要时间和精力，但是本章中的这些步骤可以改善生活的方方面面。

纤维肌痛和情绪

纤维肌痛所导致的诸多症状为什么会影响情绪？让我们从基础开始了解。

压力

压力是对任何会威胁自己的事物做出的正常反应。身体出于本能，会保护自身远离危险。如果大脑感觉到威胁，它就会发出警报来帮助你。

想象一下，如果在森林里一只熊突然向你冲来，你会有什么样的感受。一旦看到熊，人体里的警报就会立即响起。大脑会使身体释放大量激素，导致心跳加速、血压升高、呼吸增快、摄氧量增加。这一切都是因为大脑在告诉身体："红色警报！你处在危险中！"这种反应被称为战斗反应或逃跑反应。

当然，在森林里碰到熊只是一个"危险出现"的例子，危险会以各种压力源的形式出现。社交关系问题、工作问题、经济问题、健康问题等。无论什么样的问题都会对压力水平造成影响。

压力并非全部来源于负面事件。生活中受欢迎的事件，如结婚、开始新工作、生育等，也都会导致压力。

无论面对的压力是好还是坏，身体都会以同样的方式做出反应。例如，大脑会让身体为最后期限做好准备，一旦到了最后期限，"危险"已经过去，身体和它所有的功能都会恢复正常。血压和心率会下降，呼吸也会变得平缓。大多数情况下，一旦危险解除，身体的各方面都会恢复正常。

但是如果一直感觉危险没有解除呢？这意味着大脑一直在命令身体持续保持高度警惕，这被称为慢性压力过大。慢性压力过大会导致很多问题，如高血压、头痛和失眠。慢性压力过大会影响精神和情感健康，甚至影响人际关系。

这与纤维肌痛有何关系？首先，纤维肌痛的症状会导致压力过大。疼痛会限制个人的日常生活，使人感到沮丧、气愤、紧张和抑郁。换言之，患纤维肌痛会让人感到压力过大。

其次，压力会使症状恶化。焦虑和紧张会导致症状突然发作，压力过大也会导致睡眠质量变差，进而导致疼痛和其他症状，包括情绪变差。

即便是好的压力也会使人感到症状加重。以工作为例，升职意味着更多的压力，即使这是好的压力。这种压力会导致疼痛加重，进而使工作做起来更加困难。如果疼痛导致人无法工作，就会使人感到沮丧、抑郁和压力过大，尤其是当担心自己会因此失去工作时。所有这些感觉都会影响自我评价以及与他人相处的融洽度。即便一开始是好的压力，也可能像滚雪球般导致纤维肌痛加重。

压力持续的时间越长、越严重，身体付出的代价就越大。如果持续处于高度警戒状态，身体就无法得到应有的休息，前面已经介绍了纤维肌痛本身就会影响睡眠。这就是为什么控制压力不仅对情绪很重要，而且对身体健康、生活质量，尤其是纤维肌痛的症状而言很重要。

"压力持续的时间越长、越严重，身体付出的代价就越大。"

关于焦虑

焦虑和压力有所不同。压力是身体对压力源的反应，焦虑是身体对压力的反应。一般情况下，压力是对一个特殊问题的短期反应，而焦虑可能是长期斗争。

焦虑是纤维肌痛的一种常见症状。大部分人偶尔会感到焦虑，但纤维肌痛患者感到焦虑的可能性是正常人的三倍多。据统计，多达一半的纤维肌痛患者主诉伴焦虑。

纤维肌痛会导致很多躯体症状。如果患者原来从不担心自己的身体，可能发现自己现在更关心身体健康了。患者可能会想：我有阑尾炎吗？我有心脏病吗？我的脚趾有问题吗？

这类患者被称为疑病症患者。疑病症患者是那些怀疑自己得了并不存在的躯体疾病的人。但纤维肌痛的症状是真实存在的。将纤维肌痛者标记为疑病症患者是不准确的，而且会使患者感觉受到侮辱。合理的焦虑是应该被理解的。当你有这么多躯体症状时，自然会对自己的身体状况感到焦虑。

患者可能担心自己的未来。疼痛会加重吗？自己还有能力完成生活中那些对自己而言非常重要且有趣的事情吗？会因为担心过劳而什么事情都不做吗？这些只是焦虑影响纤维肌痛患者的常见例子。事实上，焦虑有很强的破坏力，可以导致纤维肌痛的每一个症状都加重。患者会发现自己陷入了一个恶性循环：焦虑使疼痛加重，疼痛反过来又使患者更加焦虑。

焦虑具有麻痹性，它最终会使患者什么事情都做不了。这就是为什么缓解焦虑如此重要。研究人员发现，通过缓解焦虑，可以很好地改善身体功能、减轻疼痛，最重要的是，可以在不受疼痛阻碍的情况下做更多的事情。

纤维肌痛和抑郁

除了压力大和焦虑，抑郁也是纤维肌痛的一个常见症状。几乎2/3的纤维肌痛患者在病程中会面临患上抑郁症的风险。纤维肌痛患者患上抑郁症的风险

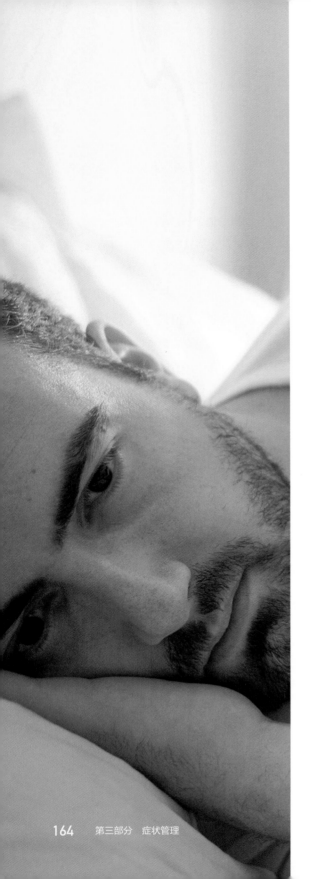

是正常人的四倍多，纤维肌痛和抑郁之间的关系也有特殊性——抑郁和其他精神疾病会增加患纤维肌痛的风险。

换言之，严重的疼痛会导致抑郁，同时抑郁会使疼痛加重。疼痛会使一切变得更加困难。抑郁和纤维肌痛的关系如此紧密以至于很难说清楚究竟哪个先发生。

抑郁会阻止患者从事生活中想做和需要做的事情，但是可以不必在意。

需要注意的一点是，抑郁不会直接导致纤维肌痛，但纤维肌痛会导致抑郁。

这样来思考：癌症患者会变得抑郁。慢性疾病患者常常会感到抑郁。想做却做不到的感觉会让患者感到气馁和悲伤，从而导致患者感到抑郁。一直努力想找到解释自己症状的原因也会让患者感到抑郁。也许患者对生活的看法已经改变了，患者可能担心自己的生活永远不会好起来。

要点：纤维肌痛患者可能患上抑郁症。纤维肌痛患者变得抑郁是人性使然，因为应对这种慢性疾病很困难。

抑郁有好的治疗方法。抑郁是可以被成功治疗和控制的。尽管抑郁得到治疗后，纤维肌痛可能仍然存在，但是治疗一种疾病总是优于同时治疗两种消耗精力的疾病。

有两种被美国食品药品监督管理局

你有抑郁症吗

偶尔的抑郁是每个人都会经历的事情。但是如果每天或者大部分时间都感觉"情绪低落",就可能患上了抑郁症。仔细思考日常生活中自己是否有如下征象或症状。

- 悲伤、空虚或绝望的感觉
- 焦虑或烦躁不安
- 失眠或睡眠不足
- 因为小事而烦躁易怒、大发雷霆
- 对日常活动失去兴趣
- 感到自己毫无价值或很自责
- 难以集中精力或者做决定
- 缺乏精力、容易感到疲劳
- 食欲增加、体重增加或者食欲下降、体重减轻
- 各种行为都变慢,包括思维、运动和语言均变慢
- 无法解释的头痛、背痛和其他各种躯体疼痛
- 感到悲观无望,甚至有自杀的想法或企图

你是否有一些甚至很多这样的征象和症状? 如果是这样,一定要与你的医疗团队联系。抑郁症是可以治疗的,而且治疗抑郁症可以让控制纤维肌痛的症状变得更加容易。

当和健康管理团队取得联系时,请记住,你如果患有纤维肌痛,可能出现一些上述的征象和症状,这会导致医生难以准确判断你是否患有抑郁症。医生会根据患者躯体症状之外的其他症状来判断其是否患有抑郁症。是否有绝望感、无价值感以及自责感往往是医生判断患者是否患有抑郁症的依据。

感觉和自己爱的人无话可说,或把自己视为他们的负担,也可能是抑郁症的表现。

（FDA）批准用于治疗纤维肌痛的药物，它们同时是抗抑郁药：度洛西汀（欣百达）和米那普仑。

这些药物用于治疗纤维肌痛带来的疼痛和疲劳，同时可以调节情绪。

以往有多种抗抑郁药被用来治疗纤维肌痛带来的疼痛和疲劳，如阿米替林。关于这些药的更多介绍见第七章。

可以采取的步骤

压力、焦虑和抑郁有一个共同点：人们可以努力控制它们。

患者可以从这一点开始尝试控制：明确生活中导致压力的原因以及压力是如何影响你的。患者可以通过第168~169页的训练获得有用的信息以更有效地应对压力，减轻压力对生活的影响。

导致压力的原因？ 用第168页的图表来分析是什么导致了生活中的压力和焦虑，明确哪些因素是重要的，哪些因素可以暂时不理会。

压力是如何影响你的？ 用第169页的图表，分析自己是如何应对压力的，当面对压力时最担心发生的情况是什么。为了应对压力，大脑会命令身体释放大量的化学物质，其中包括可的松，也被称为压力激素。体内可的松的量会影响个人的感受。

纤维肌痛的症状会导致压力增加，这些压力会通过不同的方式表达。压力会影响人们的身体和精神，还会影响人们的行为。在日常生活中，你观察到过压力造成的哪些不良影响？

改善情绪的办法

对生活中产生压力的原因和压力对人造成的影响有了很好的了解，就可以采取一些措施改善这种情况。本书中的所有内容，包括饮食、运动、社交、睡眠、放松、坚持适度原则和调整生活节奏，都有助于患者处理好压力和焦虑以及获得良好的情感体验。

下面将详细介绍纤维肌痛患者改善情绪的特殊方法。

改变自己的观点

用积极的态度重新看待导致压力的事件。以下有一些建议。

● 把导致压力的事件当作挑战而不是严重的障碍。

● 客观地审视以前消极对待的事件。将注意力集中于"某个时间点"这个小的领域上，可以让人用更积极的态度看待事物。

● 一天结束后，评估自己的想法。你如果发现自己的想法常常很消

抗抑郁药是如何起作用的

即使被诊断为抑郁症，也不要害怕，这是可以治疗的，一般通过药物治疗。抗抑郁药不仅有助于缓解抑郁，还可以缓解疼痛和疲劳、改善睡眠障碍并和整体的健康状况（见第85页）。

市面上有很多抗抑郁药，医生会帮助你正确选择一种或几种药物组合。被用于治疗纤维肌痛和纤维肌痛合并抑郁症的两种常用药物是度洛西汀（欣百达）和米那普仑，阿米替林和氟西汀（百忧解、Sarafem及其他药物）有时也会被开具。这些药物以及其他治疗纤维肌痛的药物的详细介绍见第七章。

抗抑郁药通过影响与抑郁有关的大脑内化学物质来发挥作用。每一类抗抑郁药对这些化学物质的影响各不相同。

和医生谈论一下自己的选择。一旦决定尝试一种药物，就要有耐心，要按照正确的剂量坚持服药。药物起效一般需要8周时间。继续与医生合作以便找到对自己有效的治疗方案。即使尝试的第一种药物效果不佳，也不要放弃。抗抑郁药物起效需要时间。你可能发现服用抗抑郁药物后出现了副作用。虽然这些药物可能产生副作用，但它们会随时间的推移而减轻。

服用抗抑郁药物时，你可能希望它给你带来力量和精力，并且缓解疼痛。除了度洛西汀（欣百达）和米那普仑，其他抗抑郁药不具备针对疼痛和乏力的特异性。但是它们对与纤维肌痛相关的抑郁有效。治疗抑郁症有助于提高生活质量，让你感觉更有能力控制纤维肌痛的症状。

无论产生任何副作用，都要告知医生。没有医生的指导，不要更改用药方案。

极，就可以试着换一种积极的方式去思考问题。

● 要对自己温柔、要鼓励自己。不会对别人说的话也不要对自己说。当产生消极的想法时，理性地评估，用对自己有利的方式来明确地回应。

● 关注自身的优势，借鉴过去成功的经验。

● 与那些有积极的人生态度的人交往，他们不会对自己过于敏感，并且具有幽默感。

笑

笑有助于减轻疼痛。当笑的时候，大脑会向身体释放化学物质。它们是天然的止痛药，并能提升幸福感。

允许自己微笑或大笑，尤其是在遇到困难的时候。在日常生活中寻找幽默。读笑话、讲笑话、看喜剧或者和能让自己开心的朋友们出去玩。

管理自己的时间

无法掌控的一天会导致压力增加或

是什么导致了你的压力

花几分钟思考一下是什么使你感到有压力？把压力源分为以下几类。下面有一些例子可以帮助你客观思考。

	可控的压力源	不可控的压力源
重要的	● 日常生活事务（休息、运动、健康饮食） ● ●	● 其他人对你的态度 ● ● ●
不重要的	● 可以让别人完成的任务 ● ●	● 天气情况 ● ● ●

使症状更糟。把每天需要做和想做的事情按优先顺序排序。从管理时间开始，调整自己的生活节奏，避免让自己不堪重负。

回顾第十四章，尝试时间管理的具体步骤。

从担忧中解脱出来

重新聚焦自己的想法，少回想一些会导致压力的事情。

参加一些对自己有意义的活动，例如，做志愿者或发展业余爱好。

把注意力集中在一些有创造性的事情上，例如，园艺、缝纫、绘画等任何需要你把注意力集中于你要做的事情而不是你所想的事情。音乐是另一种可以缓解压力的方法。听音乐或演奏音乐都有助于分散注意力、缓解肌肉紧张、减少应激激素的释放。

总体而言，休息一下

通过合理规划休息时间并谨慎规划

压力是如何影响你的

思考一下你是如何应对压力的。在生活中遇到了以下哪些压力的影响？标记出你遇到过的最多的情况。

压力对身体的影响	压力对精神的影响	压力对行为的影响
当我感到压力时……	当我感到压力时……	当我感到压力时……
☐ 我感觉胃在翻江倒海	☐ 我感到焦虑	☐ 我进食过度
☐ 我感觉自己无法呼吸	☐ 我无法集中精力，做任何事都缺乏动力	☐ 我愤怒地大叫
☐ 我的大脑在飞速运转	☐ 我感到精疲力尽	☐ 我酗酒或依赖药物
☐ 我的性欲发生了变化	☐ 我很暴躁易怒	☐ 我避免和别人交流
☐ 我有睡眠障碍	☐ 我感到悲伤和抑郁	☐ 我锻炼减少
	☐ 我感到自己非常紧张	

待办事项来平衡一天的事务可以缓解压力。一天中进行周期性的休息有助于远离倦怠和压力。

这也是时间管理可以派上用场的地方。按时完成任务，避免"临时抱佛脚"，有助于避免压力产生。

预料到日程安排可能出现的变化和意外很重要，因为这就是生活，但可以通过每天的选择来预防这些变化。其中就包括休息。专家发现，可以很好地控制日常工作生活的纤维肌痛患者，他们的抑郁、疲劳、焦虑感都会减轻，同时，他们睡眠质量更好、精神压力更小。

当纤维肌痛患者能够控制自己的日程时，他们会感到自己也可以控制自己的症状。这将减少症状的发作，使患者对未来的态度更积极，生活质量更高。

养成健康的习惯

压力和焦虑常常会打破健康的习惯。吃得太少或太多、选择不健康的食物、饮酒、吸烟都是人们在面对压力时可能做出的不健康的反应。如果养成了不健康的习惯只会导致压力加重。相反，健康的习惯可以缓解压力。下面是一些可以缓解压力的方法。

睡眠可以缓解压力。睡眠可以让大脑和身体获得休息的机会。睡眠的时长和睡眠质量会影响情绪、精力水平、注意力以及身体其他各方面的功能。正如本书中已经提到的，纤维肌痛患者普遍有睡眠障碍。有关改善睡眠的策略见本书第180页。

合理饮食改善情绪。饮食会影响人的情绪。例如，研究人员发现，当纤维肌痛患者每天都吃蔬菜和水果、每周都吃几次鱼时，他们会更加乐观，并且没有那么容易抑郁。与之相反，吃腌肉、喝含糖饮料与乐观程度降低以及抑郁程度升高相关。减少糖的摄入可以让人思维更清晰，并改善人的情绪。

加强运动。在第十三章中提到了，运动是治疗纤维肌痛的基础。运动常被认为是减轻疼痛、改善睡眠的一个好方法，运动还可以改善情绪。运动可以促进感觉良好的激素的释放，从而提高幸福感。它还可以使注意力集中在身体的运动上，这样可以改善情绪，忘掉烦心事。可以考虑下散步、园艺、骑车、游泳等任何让自己动起来的活动。低强度、身心结合的运动，如太极拳和气功，对改善情绪、减轻抑郁而言更有效。拉伸运动，如瑜伽，有助于避免消极情绪和缓解抑郁。

写下自己的感受。写下自己的感受有助于释放消极情绪并避免消极情绪的堆积。想到什么就写什么，不要做计划、安排，也不要担心语法和字词错误，要把它想象成思想的自由流动。把情绪发泄出来才是最重要的。完成之后，可以保存或者丢掉它，选择自己感觉最舒适的做法即可。

连接身心

当大脑和身体同时工作时，会有神奇的事情发生。这种强有力的连接有助于减缓压力，而且可以做到这点的方法有很多。

有一些身心结合练习可以缓解纤维肌痛患者的压力和焦虑。第九章提到过一些这样的练习。

冥想。冥想可以让人获得平和、宁静和平衡的感觉，这对精神健康和身体健康都有利。此外，冥想可以随时随地进行，仅仅需要一个安静、舒适的环境以及个人注意力的集中。详情见第106页。

基于正念的减压。这种练习结合了冥想、呼吸、拉伸和意识训练。这种练习有助于减轻日常的压力和焦虑。

运动冥想。虽然冥想时身体一般是静止的，但是在此基础上增加运动可以增强冥想训练的效果。研究表明，哈他瑜伽、气功和太极拳都是运动冥想，并且可以减轻纤维肌痛患者的焦虑、抑郁症状。关于运动冥想的内容详见第110页。

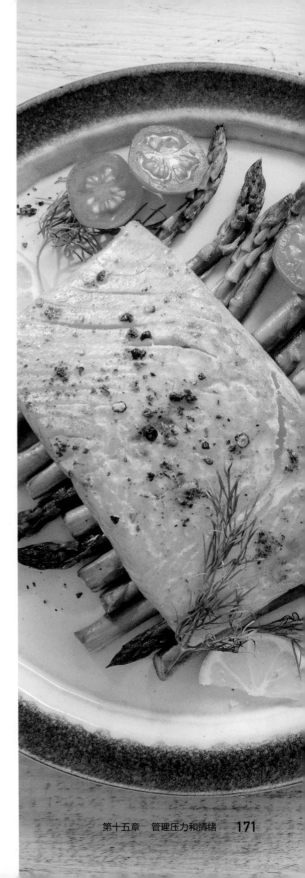

保持社交

当你感到压力巨大、烦躁易怒时，可能想切断与世界的联系。其实，在这种情况下，应当与那些关心你的人保持联系。

生活中遇到的人组成了你的社交支持网络，社交支持是压力来临时最有效的缓冲器。社交可以通过分散注意力、提供支持、帮助你应对生活的起伏来缓解压力。

与家庭成员或者朋友谈论自己的感受和担忧。聊天可以舒缓压力，帮助你从不同的角度看待问题，还能引导你做出更健康的行动计划。关于如何充分利用社交的内容详见第十八章。

寻求心理咨询

当感到压力过大或陷入困境、担忧过度、以及在工作或生活中无法完成日常工作或履行职责时，心理咨询可能有所帮助。

与心理咨询师交谈能帮助患者学会应对高压状态，并树立自信。咨询也是社交的一部分。如果患者感到被孤立，家庭成员或家庭医生无法理解患者所面临的处境，双方关系紧张时，咨询尤其有效。

在第八章中介绍了认知行为疗法。心理咨询有助于明确压力源并且应对它们。应用认知行为疗法，有助于心理咨询师找到引发焦虑的压力来源。

一旦学会识别导致焦虑的负面想法，心理咨询师就可以帮助患者用更积极、更有益的想法来取代那些负面想法。

认知行为疗法的重点是强化患者的这个观点：纤维肌痛并不是逐渐加重的疾病，也不是致命的疾病。这种治疗方法被认为对纤维肌痛患者是有帮助的。研究人员发现，这种疗法有助于改善情绪，减轻焦虑。联合药物治疗，认知行为疗法对缓解抑郁和焦虑的症状更有效。

认知行为疗法有助于缓解恐惧和社

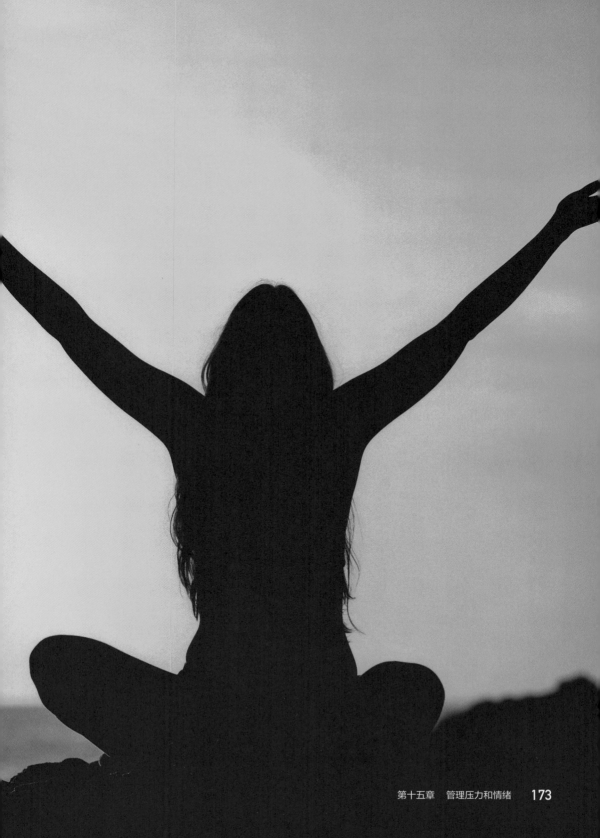

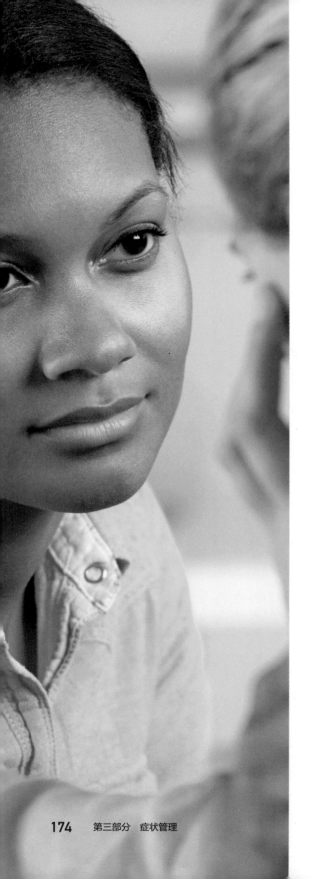

交焦虑，迎接挑战。

心理咨询对控制纤维肌痛非常有效，它包含了一系列改善情绪的策略，如体育活动、放松和身心交流技能。

优先考虑自己

当思考自己的待办事项时，如何对它们进行排序？如果自己在列表的底端，甚至更糟糕的是，自己根本不在列表里，以下有一些步骤有助于提升自己在列表中的位置。

首先，学会说"不"，并且学会向他人寻求帮助。这有助于在管理待办事项列表的同时控制压力。对所有人、所有事说"好的"可能会耗尽自己的精力，导致自己情绪低落。

其次，保证每天有休闲时间可以做让自己放松的事情。这就意味着可以说"不"而无须内疚。然而，这并不意味着要完全改变自己的生活。保持活力、勇于承担责任会让自己获得更强的幸福感，但不必做所有的事，保持平衡是关键。

关注自己可以控制的东西

你无法改变周围人的行为，无法改变天气，也无法改变老板突然把一个项目的截止日期提前。因此，请关注自己可以控制的东西：可以让你现在的生活过得更好的方法。不要担心生活中那些自己无法掌控的东西。

　　饮食、睡眠质量、运动计划、平衡各种活动的方式以及休息和放松都是可以掌控的。将注意力集中于如何改善这些可以掌控的部分，不能掌控的因素就随它去，这样做，你会感觉更有力量、更开心。

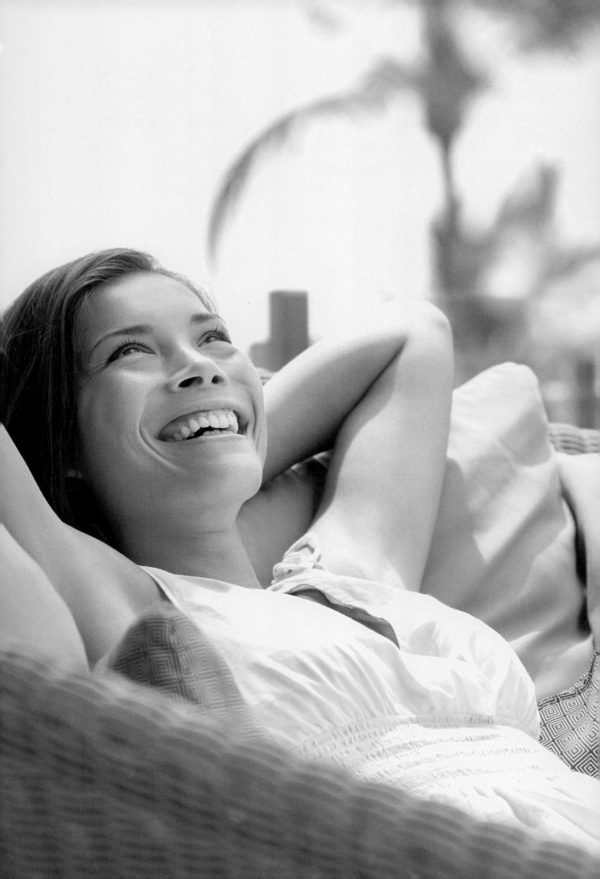

第十六章

照顾好自己

纤维肌痛患者获得幸福生活的关键是管理好日常生活。这意味着患者要将注意力集中于整体幸福感，而不仅仅是症状上。保持良好的日常习惯有助于控制纤维肌痛的症状。从规律的运动到更好地应对压力，日常生活中的每一步都会对患者的感觉和患者对纤维肌痛的处理方式产生影响。

本章将介绍改善睡眠、适度的放松、保证营养以及保持良好社交关系都有助于更好地应对纤维肌痛。选择正确的生活方式，可以提高生活质量，而不再将注意力集中于纤维肌痛。

优质睡眠、幸福生活

很多纤维肌痛患者都伴有睡眠障碍。他们在入睡时、睡眠状态中和睡醒时感到休息充足方面有障碍。纤维肌痛患者常表示，自己无论睡多久都觉得好像从来没有得到充足的休息。

睡眠不足会导致疲劳、脑雾、身体状况恶化。纤维肌痛严重影响睡眠，以至于研究人员最初认为纤维肌痛是一种睡眠障碍。就像人们需要摄取食物为身体补充能量一样，人们也需要睡眠来为大脑补充能量，才能使大脑保持最佳状态。

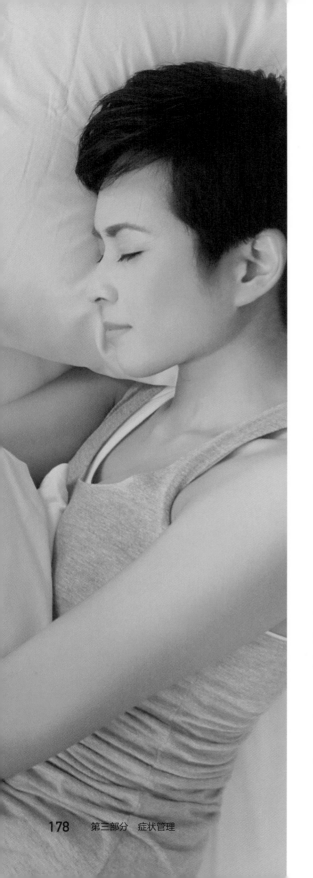

回忆一下患纤维肌痛之前的生活。你可能在面临一个重要测试或者一个重要演讲时失眠。回想那些时刻，你可能会发现，当睡眠质量良好时，你的警觉性会更强，大脑在面临任务时也会更加敏锐。

学习新技能也可以证明优质睡眠的重要作用。当学习新东西时，大脑在睡眠时也会发生积极变化。良好的睡眠有助于大脑掌握并强化新技能。

对纤维肌痛的患者而言，优质睡眠尤为重要。

重新训练大脑是控制纤维肌痛的核心（见第十二章）。患者可以通过学习本书中的新技能重新训练大脑。大脑在持续成长、改变、建立新的联系，所有努力都是为了将这些新技能转变为习惯。优质睡眠是使大脑发生这些转变的关键。

简而言之，优质睡眠是纤维肌痛患者建立新的健康生活方式的基石。

优质睡眠是重新训练大脑的坚实基础，可以让患者更容易、更自然地练习新技能、掌握新方法，并使患者感觉更加良好。

是什么让睡眠如此重要

是睡眠质量不佳导致纤维肌痛的症状更加严重吗？还是纤维肌痛的症状导

致了睡眠质量不佳？答案是两者皆有。

纤维肌痛患者可能感觉自己似乎处于一个无法获胜的境地：慢性疼痛导致睡眠困难，缺乏睡眠又导致了疼痛加重。

即便没有患纤维肌痛，睡眠不足也会导致肌肉疼痛和疲劳，这是纤维肌痛的两种常见症状。研究人员发现，缺乏优质睡眠还会导致抑郁加重。

整夜的睡眠可以减轻纤维肌痛带来的疼痛和疲劳。但多少睡眠是足够的？要准确定义"足够的睡眠"是很困难的，尤其是当患者已经睡了足够长的时间但醒来仍然感到非常疲劳时。

专家建议，成人每晚睡眠时间应为7~9个小时。尽管对不同年龄段的具体建议不同，但对大部分成人而言是这样。

要深入了解纤维肌痛患者究竟需要多少睡眠，可以先把目标设定为每晚8.5个小时。

获得足够睡眠的一个标准是身体完成四个睡眠阶段。每个阶段对睡眠质量有不同的影响。

睡眠的四个阶段为：N1，N2，N3和REM。以下是每个阶段的特点。

 浅睡眠阶段。是清醒和睡眠之间的过渡阶段。

 睡眠的起始阶段。呼吸和心跳频率开始变得规律，体温开始下降。

 深睡眠阶段，也是对身体最有益的阶段。在该阶段血压下降、呼吸变慢。肌肉的血液供应量增多，肌肉放松。

此阶段会释放激素。其中包括有助于强健肌肉的生长激素。组织生长和修复也发生在此阶段，体内的能量逐渐恢复。

 睡眠的梦境阶段。REM指快速的眼球运动，因为在此阶段眼球在快速地前后运动。此时身体变得非常松弛和平静。在这个阶段，睡眠会给大脑和身体提供能量。大约在入睡后90分钟，人体进入REM阶段。继而再次进入睡眠的4个阶段的循环。

健康、舒适的睡眠意味着要在夜间经历大约4~6次这样的循环。

介绍完健康、舒适的睡眠在睡眠周期中会发生什么，你可能很想知道是什么让纤维肌痛患者的睡眠不够舒适。

纤维肌痛患者往往要花更长的时间才能入睡，而且纤维肌痛患者在夜间更容易频繁醒来。此外，在睡眠的前三个阶段频繁醒来会导致纤维肌痛患者白天更加不适和疲劳。

纤维肌痛患者不容易进入更多的深度睡眠阶段，而这个阶段对患者得到充分的休息非常重要。晚上没有获得足够的恢复性睡眠会导致白天疲倦不堪、无法集中注意力。

这是纤维肌痛患者常见的两个问题。当患者感到疲倦时，会进行更多的休息以获得更多的睡眠。一些纤维肌痛患者每天会花10、12甚至16个小时用于睡眠以获得足够的睡眠。但无论在床上躺了多久，最终都无济于事。

获得良好睡眠的方法

尽管获得良好睡眠是有挑战性的，但这并不是不可能的。事实上，这是很容易实现的。以下这些睡眠方法有助于患者获得所需的休息。

坚持执行每日计划 每天晚上在固定的时间睡觉，每天早晨在固定的时间起床。每晚都设闹钟，以保证8.5个小时的睡眠时间。可以把这个睡眠时间加入第238~239页的每日计划中。如果每天都有固定的睡觉时间和起床时间，身体很快就会自然地在入睡时间感到疲倦，并在起床时清醒，甚至不需要闹钟。

坚持每天运动 每天运动30分钟有助于进入深睡眠状态。注意，不要在睡前3小时内运动，除非是舒缓的拉伸运动或者太极拳这些可以帮助放松的运动。

避免咖啡因和尼古丁的摄入 咖啡因是一种刺激性物质，需要多达8个小时才能消耗掉。咖啡、某些茶和巧克力均含有咖啡因。避免在午后摄入咖啡因是一个好习惯。尼古丁是另一种会导致睡眠不佳的刺激性物质。

睡前避免饮酒 睡前饮酒会影响睡眠。如果要饮酒，尽量在早些时候并且要适量。

避免小憩 小憩，尤其是白天晚些时候的小憩会导致入睡更加困难，并影响夜间的睡眠质量。

谨慎选择灯光 患者可以沐浴清晨的阳光。但在接近入睡时，要调暗房间的灯光，避免电视、手机、电脑以及其他电器发出的亮光。电视以及其他电器发出的蓝光会产生与日光同样的效果，导致入睡困难。

助眠药物如何

读完所有有助于睡眠的方法，你可能很好奇，用药物帮助睡眠是不是一种更简单的方法？毕竟，很多纤维肌痛患者都在服用至少一种助眠药物。服用助眠药物不是一个简单的决定，如果想要服用，最好和医生沟通。

助眠药有非处方药、处方药以及草药可供选择。多数非处方助眠药含有抗组胺药成分。抗组胺药会让人感到困倦，所以非处方药听起来是一个很好的选择。但服药时间越长，药效越差。此外，抗组胺药会引起口干、头晕以及白天困倦。

如果想尝试服用处方药来助眠，必须与医生沟通。不建议长期服用这些药物。这些药物也会增加白天的困倦感，并增加跌倒风险。同时，这些药物有一定的成瘾性。

其他处方药也被认为有助于改善纤维肌痛患者的睡眠状况。它们包括抗抑郁药阿米替林以及普瑞巴林（乐瑞卡）。再次强调，和医生一起评估药物的作用与副作用是非常重要的。关于上述药物的详细介绍见第七章。

同样重要的是，停用助眠药物后，会出现睡眠暂时中断的情况，这叫戒断效应。它会随着时间的推移而逐渐好转，但当它发生时，会让人很困扰。与医生沟通，缓慢减量可以减少戒断反应的发生。

褪黑素和缬草是两种膳食补充剂，有时被用于助眠。褪黑素应用几周被认为是安全的，但是长时间应用尚无相关研究。对有昼夜节律紊乱的患者而言，服用褪黑素可能是最有益的，因为褪黑素可以调节患者的睡眠时间和苏醒时间。

褪黑素对单纯失眠的治疗效果尚不清楚。缬草对失眠的治疗效果也缺乏相关的研究结果。长时间大剂量服用可能会导致肝脏损伤。

为什么这些很重要？这都归结于体内的褪黑素。

褪黑素是大脑在夜间分泌的一种激素。它有助于启动睡眠过程。体内褪黑素的分泌与身体正常的昼夜节律密切相关。简言之，在白天褪黑素的分泌量减少，而在夜间分泌量增多。

来自电视或其他电器的蓝光会模拟日光，导致体内褪黑素的释放减少，进而引起入睡困难。

放松　在入睡前做一些放松身心的事情。读书、听音乐或者洗个热水澡都是不错的选择。

仔细检查自己的药物　某些非处方药和处方药会导致睡眠障碍。与医

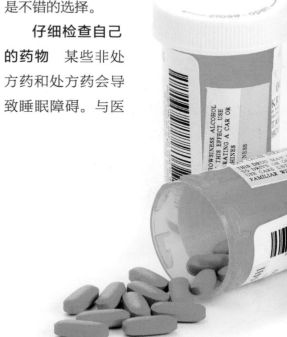

生沟通，查看自己是否服用了可能影响睡眠的药物。如果这些药物影响睡眠，是否可以早点服药。

有动力改善自身睡眠状况的人会获得更多睡眠，而信念不太坚定的人则不容易做到。即便是患有慢性疼痛的人，如果坚信规律的睡眠是很重要的，也可以获得更高质量的睡眠。

获得优质睡眠的第一步是改善自己的睡眠习惯。

遵循睡眠计划，接受一些合理的睡眠指南，也被称为睡眠卫生。请再仔细看看自己的卧室。床垫舒服吗？枕头合适吗？房间是安静且黑暗的吗？把恒温器调到合适的温度了吗？

有慢性疼痛的患者对噪音、灯光以及温度更加敏感。这就是为什么创造一个凉爽、黑暗、安静的环境对睡眠如此

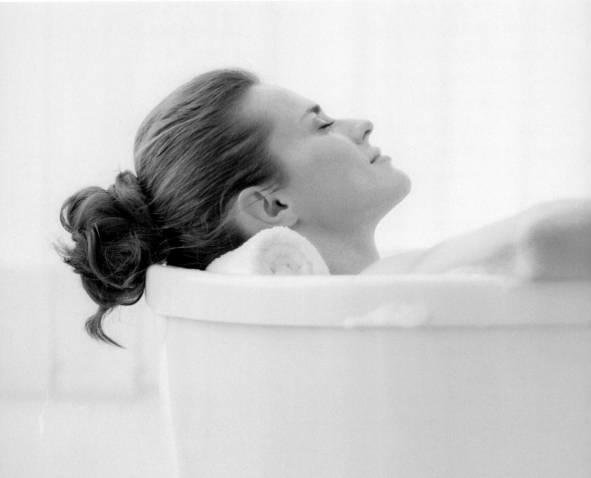

重要。让自己拥有更好的夜间睡眠，能更容易获得成功。

采纳这些建议，你能更快地获得优质睡眠，而且白天会感觉更舒适。

睡眠卫生之外的选择

如果已经尝试了本章中介绍的这些方法仍然感觉睡眠质量不佳，以下这些策略值得一试。

尝试认知行为疗法　正如前文中提到的，认知行为疗法是基于思想、信念和态度去控制症状的方法。它也是改善睡眠的一个工具。

认知行为疗法的治疗方向是那些导致患者睡眠不佳的思想和信念。下面会提到一些导致睡眠不佳的想法。

● 我感觉太累了。我觉得今天应该在床上多躺一段时间。

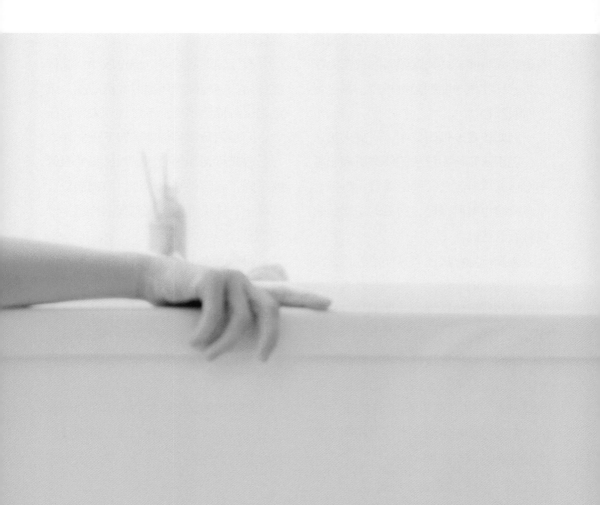

● 只要我更努力一点儿，我就会睡得更好。

● 我今天太累了。我要再喝一杯咖啡来提神。

如果这些想法听起来很熟悉，就要当心了。要先识别这些可能阻碍优质睡眠的想法和观念，才能改变它们，提高睡眠质量。通过识别这些想法，发现有些信念和态度会让自己远离优质睡眠，那就要努力去改变。

研究人员发现，认知行为疗法有助于改善睡眠。它的疗效很好，通常被认为是纤维肌痛合并睡眠障碍的首选治疗方法。其疗效与助眠药物相当，甚至优于助眠药物。

例如，在一项研究中，研究人员认为，应用认知行为疗法的纤维肌痛患者不但睡眠有所改善，同时疼痛、抑郁、焦虑情绪也有所减轻，白天的工作状态也有所改善。

认知行为疗法还有其他益处，它没有助眠药物的副作用。如果有兴趣尝试使用认知行为疗法来治疗失眠，请与医疗团队沟通。

放松 在睡前进行一些放松活动是一个改善睡眠的好方法。压力越小，就会越舒适，进而可以获得更优质的睡眠。在每日计划中应当有每天两次、每次20分钟的放松时间。

有计划的放松是每日计划中的重要部分，在本书末尾的每日计划中有相关记录。

放松时实际上也在减轻压力，而压力是导致疼痛、乏力和情绪低落的重要因素。学会放松有助于缓解肌肉紧张，避免肌肉痉挛。在完成日常任务时会更有力量，精力会更加集中，能更好地应对挑战。

花时间去放松，上述所有这些都是有可能实现的。它们有助于在夜间获得优质睡眠。

有计划的放松可以通过放松反馈释放压力。这与面对压力时经历的战斗或逃跑反应恰恰相反。不是加速去应对压力，而是使身体和精神都慢下来。

放松练习能使心率、血压和呼吸频率下降，大脑供氧量增加，肌肉放松。实际上，放松练习可以向大脑传递平静的信息。

可以用各种放松练习来充实休息时间，仍然是每天两次，每次20分钟。有关放松练习的具体建议详见第256页。一旦决定尝试其中一些方法，就把它们加入第238～239页的每日计划中。

如果你尝试了一种方法但对你而言无效，就继续尝试其他方法，直到找到最适合自己的方法。另外，学会放松练习需要时间，所以一定要对自己有耐心。相信自己最终会掌握这个新技能并从中获益。简单进行一次缓慢的深呼吸是一种很好的开始。

不管进行哪种放松练习，这些小提示都有助于获得成功。这里有一些建议：调暗灯光，选择安静的环境和一把舒适的椅子。脱去紧身的衣物，摘掉任何会分散注意力的装饰品。

健康饮食的治愈力

富含营养素、维生素和矿物质的饮食会提升幸福感。尽管没有特定的饮食被证实对缓解纤维肌痛的症状有效，但健康的饮食习惯是获得幸福感的一种有效途径。

健康饮食对纤维肌痛患者而言是一种挑战。例如，半数纤维肌痛患者患有肠易激综合征（IBS）。IBS会导致慢性腹痛以及排便习惯改变。如果你患有IBS，第190页有一些方法可能有所帮助。很多纤维肌痛患者还有其他胃部问题，并对某些食物敏感。

没有哪种饮食方法适用于所有纤维肌痛患者。但是，以下健康饮食习惯值得采纳。

- 进食各种类型的食物
- 以水果、蔬菜和全谷物作为主要食物
- 限制饱和脂肪酸、胆固醇、糖和盐的摄入
- 进食量要适度（适量进食）
- 多饮水
- 限制含咖啡因或酒精的饮料的摄入

研究人员还发现了其他可能有用的建议。例如，避免摄入大量糖分可以减轻疲劳感。还有研究表明，摄取大量蔬菜对减轻纤维肌痛患者的疼痛有益。

此外，饮食也会影响情绪。例如，有研究发现，女性纤维肌痛患者每天进食蔬菜、水果，每周进食数次鱼类，会出现希望感增强、抑郁减轻的效果。与之相反，在同一实验中规律进食腌肉和含糖饮料的女性患者希望感减弱、抑郁加重。

一些纤维肌痛患者发现他们进食某些食物，例如，乳制品、鸡蛋、谷蛋白、加工食品和红肉，会导致症状加重。

如果你认为你对某些食物敏感，最好将你认为有问题的食物戒除2~4周，观察是否有所好转。然后，逐步增加这些食物并观察自己的感受。

饮食日记有助于追踪自己都吃了哪些食物，以及是否会出现不良反应。健

达到并保持健康体重

尽管体重增加并不是导致纤维肌痛的直接原因，但研究人员仍在研究肥胖在纤维肌痛中扮演的角色。有研究表明，超重会增加出现弥漫性疼痛的风险，而这正是纤维肌痛的一个常见表现。有部分研究人员甚至认为肥胖确实增加了患纤维肌痛的风险，尤其是对那些缺乏运动的女性而言。但是，仍需更多的研究来证实肥胖与纤维肌痛的关系。

达到并保持健康的体重对治疗纤维肌痛特别有益。研究人员发现，合并肥胖的纤维肌痛患者更容易出现疼痛和疲劳。减重几乎可以改善纤维肌痛的每一个症状。保持体重健康可以：

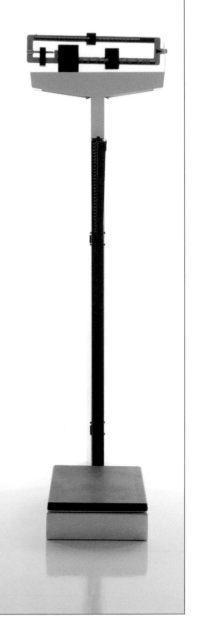

- 增强身体柔韧性
- 减轻肌肉和关节的压力
- 更容易地控制疼痛和其他症状
- 获得更多能量
- 减轻疼痛、降低敏感性
- 改善抑郁

康饮食的关键是将这种习惯融入长期生活中。

调整饮食结构的建议

准备好把学到的关于均衡营养的知识付诸实践了吗？从下面这些步骤开始吧。

记饮食日记 饮食日记有助于明确自己的饮食结构类型是否需要改变。

例如，你可能意识到，当你有压力时，你所做的选择并不健康。正如前文中提到的，记日记有助于明确自己对哪些食物敏感。

开始时记下自己吃的食物以及吃完之后的感觉。你可能发现某些食物会导致疼痛或疲劳加重。而另一些食物或者食物组合可能让你感觉更好，并给你提供更多能量。

多饮水 哪怕是很轻微的脱水也会影响记忆力，并加重焦虑和疲劳。多饮水有诸多好处，例如，缓解头痛和背痛。随身携带一杯水有助于一整天都记得喝水。

早餐摄入蛋白质 吃早餐，特别是蛋白质和全谷物，是一种健康的习惯。例如，燕麦片和水煮鸡蛋，这有助于防止血糖升高，还可以减轻疲劳感。

规律进食 每天规律性进食肉类有

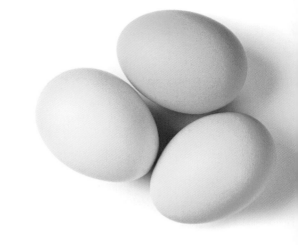

助于调整内源性生物钟。这有助于改善睡眠，进而减轻疲劳感。

使用小号餐具 这有助于控制进食量，并控制体重。

保证能看到健康的零食 在桌子上或者冰箱里放一些健康的零食。

"看不见，记不住"对健康饮食而言是正确的。如果很难找到健康食品，你就不太可能选择它们。研究表明，只是简单地把糖果盘换成水果盘，就可以控制糖的摄入。

避免一个人坐在办公桌前进食 如果你在办公室工作，你可能是数百万在办公桌前吃饭的美国人中的一员。大约2/3的在职成人都是这样做的。事实上，人们应当有真正的午餐时间。利用这段时间和同事进行交流，有助于改变自己的态度和症状，还可以避免过度进食。

鼓励吃和避免吃的食物

食物不能神奇地治愈纤维肌痛的症状，但摄入不同种类的食物会给人带来不同的感受。

有些食物有额外的营养价值。这些食物可能对于纤维肌痛患者有益。

- **三文鱼。** 三文鱼及其他冷水鱼，如湖鳟、鲱鱼、沙丁鱼和金枪鱼，均含有丰富的ω-3脂肪酸。

- **黑豆。** 镁有助于维持神经和肌肉的功能，而黑豆富含镁。其他类型的豆类，以及全谷物、牛奶和酸奶也都富含镁。

- **深绿色蔬菜。** 深绿色蔬菜如瑞士甜菜、羽衣甘蓝、芥菜、散叶甘蓝和菠菜富含钙和抗氧化剂，有助于改善纤维肌痛的症状。

- **坚果和种子。** 和冷水鱼一样，核桃仁、杏仁和亚麻籽也富含健康的ω-3脂肪酸。

- **五颜六色的水果和蔬菜。** 水果和蔬菜的色彩越丰富越好，它们可以为身体提供抗氧化剂。抗氧化剂对健康总体而言是有益的，可以预防疾病、减缓一些疾病的进展，包括纤维肌痛。也可以减轻纤维肌痛的症状。

应当避开哪些食物？研究表明，限

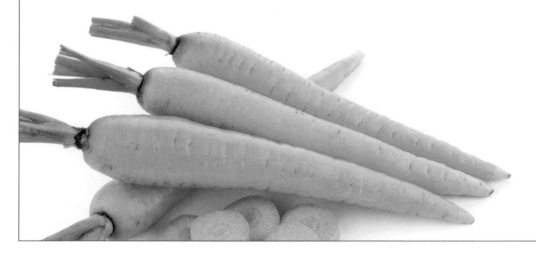

制以下食物的摄入可以让人获益。

- **高果糖玉米糖浆**。有研究表明，高果糖玉米糖浆可能引发纤维肌痛的症状。很多加工食品和零食中都含有高果糖玉米糖浆，例如，含糖苏打水和其他含糖饮料。
- **咖啡因**。限制任何形式的咖啡因的摄入都是有益的。喝咖啡会影响睡眠。咖啡因会导致体内的钙流失加速，这会增加肾上腺的负担。肾上腺过度释放肾上腺素，会导致纤维肌痛的症状的发作。
- **味精**。味精是一种增味剂，常被添加于很多快餐和包装食品中，导致失眠。

- **盐**。高盐饮食的众多危害之一是会导致肌肉过度紧张。
- **糖**。部分纤维肌痛患者在饮食中限糖后感觉更好。糖摄入过量会导致疲劳。
- **乳制品**。有研究表明，避免摄入乳制品可改善纤维肌痛的症状。
- **不健康的脂肪**。并非所有的脂肪都是健康的。例如，用于烹饪深度油炸食品的反式脂肪酸会导致纤维肌痛的症状加重。通常，高脂饮食会导致疼痛加重。
- **阿斯巴甜**。阿斯巴甜是一种人工甜味剂，在特殊情况下会导致肌肉疼痛。

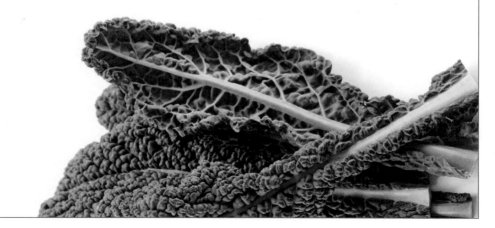

患有肠易激综合征怎么办

肠易激综合征（IBS）在纤维肌痛患者中很常见。大约1/3～1/2的纤维肌痛患者患有IBS。

IBS的症状和体征包括腹痛或痉挛、腹胀、肠胀气、腹泻和便秘，这会导致你难以辨别哪些食物有益、哪些食物有害。

但是，如果在处理IBS时不把注意力全部集中于食物上呢？研究人员发现，还有其他方法可以控制IBS的症状。研究表明，IBS与纤维肌痛有共同机制：中枢敏化（详见第四章和第五章）。这意味着降低中枢敏化的方法在控制纤维肌痛的同时可以控制IBS。

常规治疗肯定是治疗IBS的一种方法——补充膳食纤维、多种药物结合、生活方式改变以及饮食调整都可以用于治疗IBS。不同种类的药物综合应用，包括益生菌、薄荷和茴香，也是有益的。

因为IBS也与中枢敏化相关，所以有助于降低中枢敏化的方法对治疗IBS也有效（详见第十二章）。例如，认知行为疗法、规律运动、瑜伽、冥想、渐进式放松练习和深呼吸练习，都有助于治疗IBS。

保持社交

在本书的后面部分，将介绍到家人、爱人和朋友是如何在控制纤维肌痛方面发挥作用的。你也可以告诉你爱的人如何给你提供最需要的帮助。现在，让我们了解一下你和关心你的人之间的关系最为重要的原因，以及他们如何帮助你达到与纤维肌痛和平共处的目标。

拥有坚固的社会支持和情感支持的人在感情、精神和身体各方面都更加健康。因为他们具有更强的免疫系统，所以可以从疾病中更快地康复。他们可以帮助你更有效地减轻压力，因为情感支持是对压力的有力缓冲。

患者如果拥有朋友和家人强有力的支持，就更可能很好地应对疼痛，比起那些缺乏支持的人，寿命也更长。这在一定程度上是因为独处与很多健康问题相关，包括心脏病发作、脑卒中和寿命缩短。

如何进行社会性交往详见第十八章。

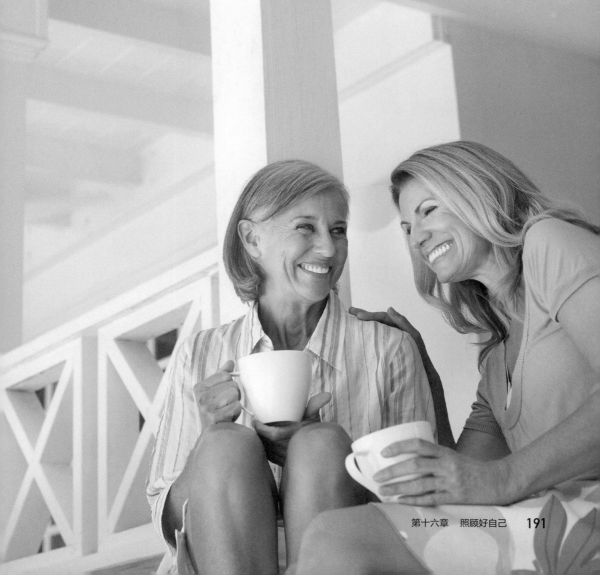

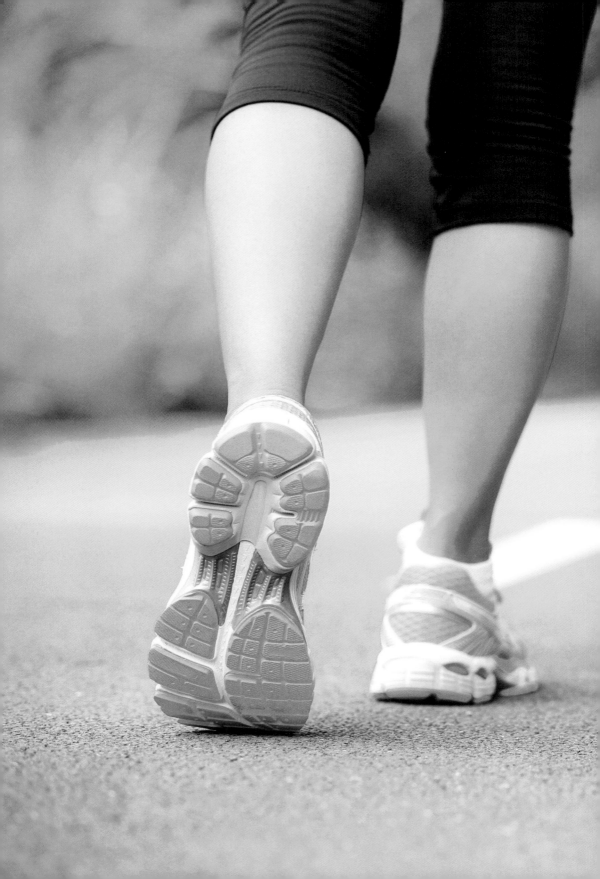

第四部分

与纤维肌痛共存

这一部分适合被纤维肌痛所困扰的你或者你关爱的人阅读。这一部分内容的目的是教会患者如何将学到的内容付诸实践。

在前两章中，介绍了如何与医疗团队以及你关心的人沟通，如何把所学内容应用到个人治疗计划中。接下来将会进行具体指导。个人治疗计划是让生活恢复如初，并且使患者以最好的状态与纤维肌痛共存的关键。

我们先一起来看一下在第一章提到的格洛丽亚和贾斯图斯的故事。他们的成功故事将为你在本书最后一部分中学习的内容奠定基础。

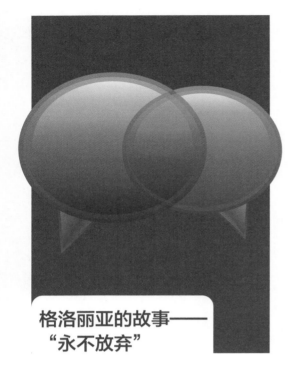

格洛丽亚的故事——"永不放弃"

当格洛丽亚刚得知自己患有纤维肌痛时，她难以相信。她有许多既往病史，任何一种（或多种）都可能导致她现在的感觉。

"我在自己的世界里琢磨那些无法解释的事物和思想。好吧，我们看看效果如何。"格洛丽亚说，"我花了一段时间才解决了这个问题，因为我要处理很多其他健康问题"。

格洛丽亚虽然被诊断为纤维肌痛，但她并没有做相应的治疗计划。之后，她开始了漫长的治疗。在这个过程中，格洛丽亚学会了永不放弃。

经验教训

失去是纤维肌痛教给格洛丽亚的第一课。格洛丽亚和丈夫经营着一间店铺。虽然一切运行良好，但随着时间的推移，格洛丽亚的症状让她觉得没有足够的精力来维持店铺的正常运行，所以她和丈夫选择关闭了这个店铺。

"我几乎哭了1年，"格洛丽亚说，"我为无法完成工作而感到非常沮丧"。

之后是格洛丽亚的爱好：缝纫和编织。"我再也不能做它们了。"格洛丽亚说。

她还为自己的房子保持得一尘不染而感到自豪。"我有洁癖，我必须让家中所有事物保持整洁有序。"然而这个习惯也被迫改变了。

格洛丽亚经历的一个接一个的打击改变了她的生活。"这是一个必须经历的痛苦的过程。"她强调。

坦然接受

时至今日，格洛丽亚仍然在与各种逆境斗争，在斗争过程中，她学会了怎样从纤维肌痛带给她的生活改变中寻找快乐和满足感。

格洛丽亚学到的第一个帮助她继续前进的方法是学会接受现状而不是去改变。

格洛丽亚成功的秘密

格洛丽亚回想了帮助她有效克服纤维肌痛的方法，以下是她的诀窍。

- 保持幽默感。笑口常开。
- 重新思考自己的期望值。有时你的期望值必须改变，必须学会在放弃之后寻找新的机会，有得必有失。
- 不要轻易被他人影响。不是所有人都能深刻理解你所经历的纤维肌痛。
- 保持头脑灵活。过刚易折。"你必须接受改变。"
- 保持乐观积极的心态。从各个方面获得让你振作的力量。对格洛丽亚来说，她的力量来自宗教信仰。
- 每一天都心怀感激。
- 对自己和主治医生充满信心。
- "振作起来，往事如烟，重新开始。"格洛丽亚特别喜欢这句歌词。

"努力向前，坚持不懈。"格洛丽亚说，"不管前路多么艰辛，我永不放弃。"

"这取决于如何感知并处理即将发生的变化。"她说，"如果你想过上平静的生活，你就必须做出改变。"

格洛丽亚不再为她的过去而伤心。她开始接受目前的状态并思考目前能做什么。虽然这种接受来之不易，但格洛丽亚的目标是继续尽她所能好好地生活。

"纤维肌痛的确曾经在一段时间完全影响了我的生活。"格洛丽亚说，"这些年我已熟知这个过程，如果我知道自己陷入了危机或困难，我能做的就是关注当下，并用不同的方式来让自己好好休息。"

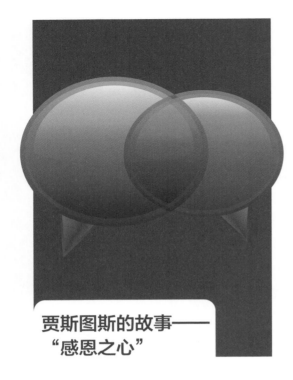

贾斯图斯的故事——"感恩之心"

当贾斯图斯被问及刚被诊断为纤维肌痛后的那段时间他是如何度过的，他一定会毫不犹豫地告诉你他度过了令人痛苦的11个月。他过得如此痛苦是因为他找不到让自己好转的方法。

"我意识到这种状态非常糟糕，这种情况必须改变，而且这个问题必须由我自己来解决。"贾斯图斯说。有了这个想法后，贾斯图斯做了一个为期3周的疼痛康复计划。

做这个计划时，贾斯图斯采纳了本书中的策略和方法。这些方法能帮助他减轻症状、过上健康、快乐的生活并与纤维肌痛和平共处。他用到了接下来在本书中介绍到的日常计划。

贾斯图斯如今不再为纤维肌痛而苦恼，相反，他学会了感恩。

"我并不感谢得了这种疾病，而是自从患病后，我学会了感恩。"贾斯图斯对纤维肌痛做出如此评价。"我花了些时间才认识到这一点，这并不容易。然而事实是，纤维肌痛是我的一部分。现在它成了我日常生活的一部分。不论如何，我不再憎恶我得了纤维肌痛，因为它让我变得更好，让我对生活有了更多感悟。"

坚定目标

贾斯图斯的生活状态并非一直很理想，和其他人一样，有好有坏。但是他说，当他坚定目标、每天完成自己制订的计划时，他的生活状态就会变好很多。这些计划包括每天按时起床和就寝，适当休息，不过度劳累，哪怕在心情非常差的情况下也要与他人保持沟通。

"当这些事情成为习惯，我的生活质量会变好很多。"贾斯图斯说，"没有人能够制订出完美的一周计划。但如果我自己能够认真坚持每天按时起床和就寝，我的生活就的确在往好的方向发展。"

贾斯图斯成功的秘诀

在诸多方法中，贾斯图斯选择了以下方法来管理纤维肌痛。

- **每天做伸展运动。** 贾斯图斯每天清晨都会进行本书中（详见第244页）的伸展运动。"伸展运动太重要了""如果我早上不做伸展运动，一整天都会很难受"。贾斯图斯说他是否做了伸展运动对当天的感受是完全不同的。

- **适当休息。** 他给自己制订了"20-20-20"原则：每看20分钟电脑，他就会停下来抬头看20秒20英尺外的东西。这个方法在他使用电脑的日子里非常有帮助。"如果我不这么做而一直盯着电脑屏幕，我的一天就会糟透了。我的眼皮会变得沉重，而且容易流泪，我还会头痛""我的痛苦会加剧，做任何事情都会使我低落无比。"

- **坚持每天的计划。** 对贾斯图斯来说，他会给自己的计划留一些空间。"我不会把计划填得很满。合理安排时间很重要。"他的日程表以30分钟为单位，这样他不会超负荷工作。同时，这些空出来的时间使他可以更灵活地处理各种突发事件。

- **每天运动。** 每天工作结束后，贾斯图斯会做1~2小时的有氧运动、举重、器械锻炼或者有氧拳击。

- **给自己留一点儿时间。** "每天给自己留一点儿时间的确帮了我很多""我们现在的生活节奏很快，开着快车，快速地做事，总是在工作，总是去某些地方，但我不擅长这些。我认为应该留出10分钟停下来休息一下，留一点儿时间给自己，或者用10分钟洗个泡泡浴，再或者绕着公园散步10分钟，做什么都行。"

- 睡前30分钟**阅读**或者听一些令人放松的故事或音乐。

- **保持对生活的积极态度。** 告诉自己"我拥有与众不同的东西"，如果能保持积极的生活态度，做任何事都会容易得多。

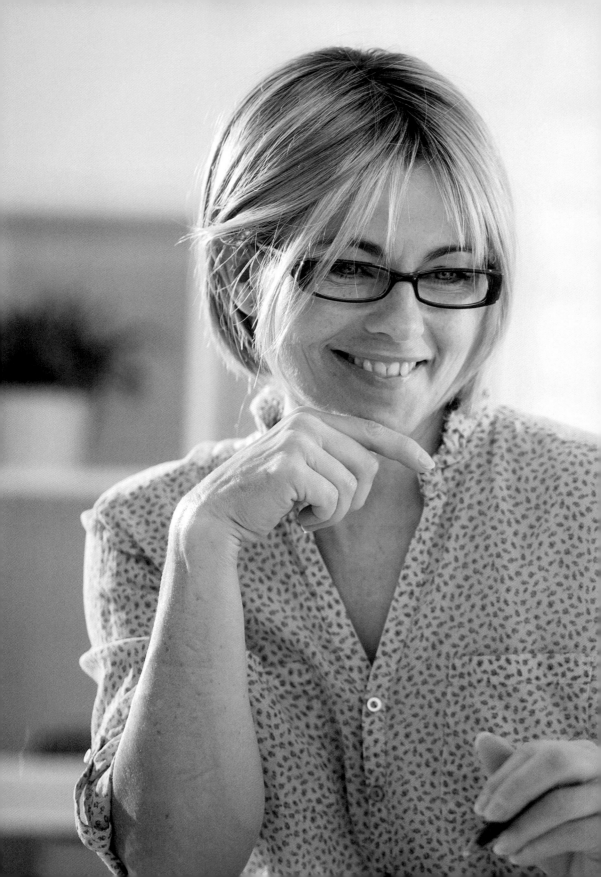

第十七章

与医生配合

经过漫长而曲折的过程终于到了现在。对很多纤维肌痛患者来说，确诊纤维肌痛可能需要数年时间。医生们需要进行多次医学检测，更别说在这期间产生的挫败感和心痛的感觉了。当确诊时，得知痛苦和其他症状并不是自己想象出来的，它们是真实存在的，是由一种已知的疾病引起的，这是一种巨大的解脱。

这种解脱可以让人意识到自己患了一种目前还无法被治愈的疾病。患者必须像应对糖尿病或高血压等慢性病一样去管理纤维肌痛。

好消息是，虽然没有办法治愈纤维肌痛，但它能被很好地控制。本书的目标就是帮助纤维肌痛患者享受生活。本书中提到的方法已经帮助了很多纤维肌痛患者管理症状并享受生活。

管理纤维肌痛很大程度上依靠自己，而医疗团队能为患者提供指导和支持。

下面提供的方法和建议将帮助患者与医疗团队建立很好的合作关系。

"如今，越来越多的医生对这种疾病有了更多的了解"

不断发展的认识

自从1990年美国风湿病学会（ACR）提出纤维肌痛诊断分级标准，纤维肌痛已成为公认的最常见的慢性疼痛疾病之一。越来越多的研究帮助人们认识纤维肌痛的病因以及最有效的治疗方法。如今，越来越多的医生对这种疾病有了更多的了解，而且在不断学习。

即便如此，医生依旧有知识盲区。并不是所有的医生都在纤维肌痛研究的前线，这意味着他们并非总能了解这种疾病的最新研究成果。一些医生甚至对这种疾病持怀疑态度。这些现状会使患者和医生对这种疾病的治疗感到沮丧。

不论医疗团队对纤维肌痛的了解有多少，请记住，他们都是想要帮助你的，哪怕他们过去并没有成功。通过阅读本书中的信息，患者能学到一些管理个人健康的知识和方法，并且和医疗团队建立积极的合作关系。

谁来进行指导

患者必须先确定与谁合作来管理自己的症状。许多患者是从风湿病医生那里得到纤维肌痛诊断的。风湿病医生研究的主要是关节炎和其他相关疾病。风湿病专家会先排除其他疾病，之后才会诊断为纤维肌痛。确诊为纤维肌痛后，由谁来进行指导呢？

诊断之后，指导患者的健康管理最好的人选是患者信任的家庭医生或者熟知患者病史的医生。这个人必须能够和患者和谐相处，能够和患者一起合作并满足患者的健康需求。这个人将是患者解决持续已久和新出现的健康问题的第一联系人。

把医生视作团队的教练。医生能够帮助患者制订完整的计划，根据需要把患者推荐到其他医疗机构，并协调医疗团队里的其他人通力合作。

了解了谁来指导团队，那么患者在团队中扮演什么角色呢？患者是团队的

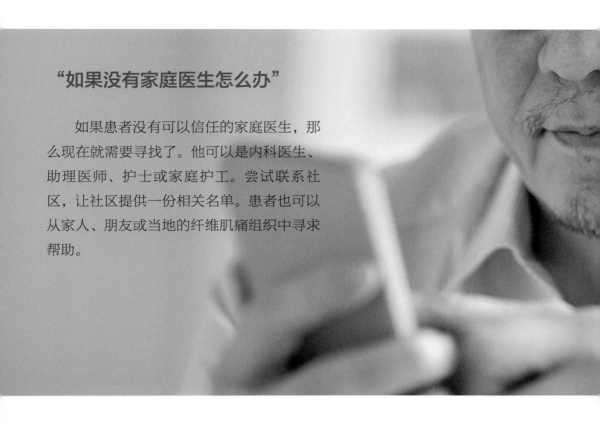

"如果没有家庭医生怎么办"

如果患者没有可以信任的家庭医生，那么现在就需要寻找了。他可以是内科医生、助理医师、护士或家庭护工。尝试联系社区，让社区提供一份相关名单。患者也可以从家人、朋友或当地的纤维肌痛组织中寻求帮助。

关键，是决定整个事情走向的关键。即便医生为患者提供了足够的帮助，但是他们并不能代替患者完成计划。

建立合作关系

症状出现后，患者也许希望能够很快得到诊断并很好地治愈它。如果不能，患者和医生也许都会感到沮丧和失望。

得到诊断之后，患者和医疗团队最好的相处方式是建立合作关系。

首先，患者要对即将发生的事情有清楚、现实的认识。尝试把医生当作合作伙伴，而不是可以"治愈"自己的人。这种观念上的改变能让患者对健康管理和治疗计划更有信心。患者会把这个过程看成寻求指导和支持而不是治疗。它为患者和医生提供了应对症状的新机会。

通过阅读本书获得的知识同样有用。随着阅读，患者会了解到什么是纤维肌痛，最有效的管理方法是什么。当患者面对医生时，不再仅仅知道自己的诊断结果，而是拥有了管理健康的能力，医生能更好地帮助患者实施治疗计划。

把和医生之间的关系视为合作关系还有其他好处。

更好地交流。和医生建立合作关系可以更好地交流。良好的交流可以让患者和医生之间的沟通更加满意，并且能够减少患者学习症状管理时产生的颓丧情绪。

降低过度用药的风险。当患者能够很好地与医生谈话和合作时，就能更好地执行每天的治疗计划以管理症状。这样可以降低过度用药的风险。

改善症状。研究表明，那些跟医生合作良好的纤维肌痛患者能够更好地执行治疗计划。这种良好的关系有助于改善慢性病患者的整体健康状况。

充分利用随访

一些纤维肌痛患者每年会和医生进行一次或两次见面随访。其他患者则见面更规律。和医生见面的频率和方式由患者跟医生共同决定。不论哪种方法，都建议患者提前制订治疗计划，这样可以充分利用自己的时间。

以下是关于随访的一些建议。

记录自己服用的药物。列一份自己最近服用的药物清单。包括一些补充的药物。

列出自己的问题。把想问医生的问题分为紧急问题和非紧急问题。这样可以确保先解决最紧迫的问题。

制订计划。不论是希望开始一项新的运动，还是想改善饮食结构或者改善睡眠，都要让医生知道你计划做什么。这样，你的计划会更适用于你目前的状态。需要的话，医生会提出一些建议帮助你实施计划。

专注于几个具体的目标。有些人发现在一次随访中只克服几个具体的症状十分有效。例如，把随访的目标集中在减缓疼痛、缓解疲劳或者改善睡眠质量上。

谈谈自己的运动计划。如果之前并没有很好的运动习惯或者有其他可能影响活动的疾病，要提前告知医生。医生会帮助你制订一个安全有效的运动计划。

询问物理治疗。医生会帮助患者评估能否从物理治疗中获益。

关注情绪变化。如果你在与抑郁症抗争，一定要告诉医生。医生会帮助你制订计划，包括心理辅导、药物治疗或其他治疗方法。

我出现了一个新的症状。
我应该告诉我的主治医生吗

纤维肌痛患者往往认为他们的症状与病情有关。但并非总是如此。有时候新的症状完全源于不同的问题。因此，和医生一起去明确是否有新的或完全不同的症状非常重要，尤其是当症状不同于在第五章里讨论的慢性纤维肌痛的症状时。

制订双方都认同的治疗计划。在随访结束前，确保和医生的认知一致。在随访中，做笔记、带上家人或信任的朋友对制订计划很有帮助。

坚持计划。能够坚持完成和医生共同制订的计划是最好的。在接下来的随访中，你会产生很好的反馈并且能够提出一些建设性建议。

信任跟合作如影随形

通过对自己的健康负责和执行自己的治疗计划，患者可以更好地与医生建立成功的合作关系。在和医生及医疗团队成员一起工作时，患者要积极管理自己的相关症状，坚持执行治疗计划，以提高健康水平和改善生活质量。

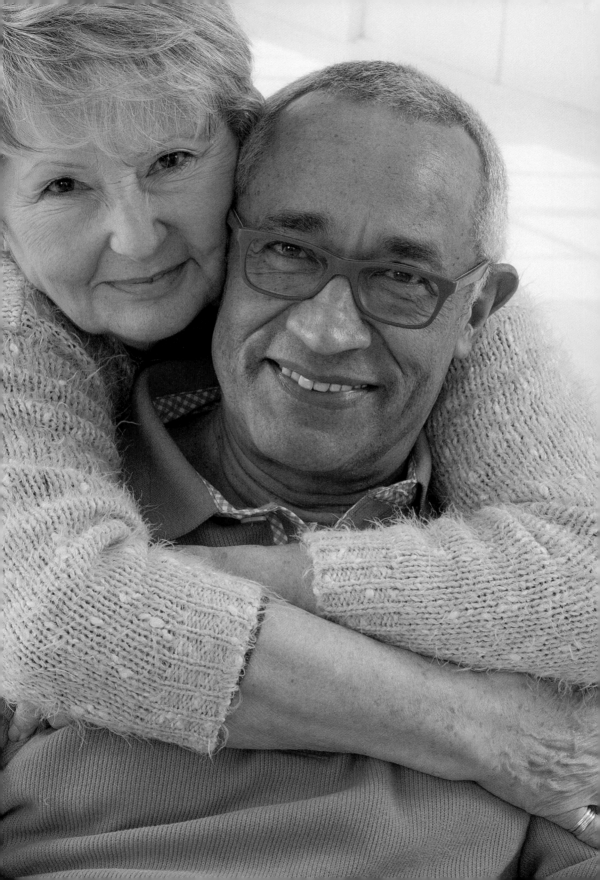

第十八章

家人和支持

许多纤维肌痛患者并不习惯向他人讲述自己的疼痛或内心的失落感。如果患者一直是一个独立、负责的人，那么向他人寻求帮助可能让患者感到不适甚至恐惧。患者可能担心如果向他们求助或者接受他们的帮助会使自己成为这些人的负担，也可能害怕自己会因此失去家庭地位和认同感，或者被视为弱者。

即便有向他人求助的习惯，但持续的疼痛和疲劳等症状也可能影响患者与他人互动的程度。当患者某一天过得很糟糕时，最不想做的事情可能就是和家人待在一起或者和朋友散步。患者可能无意之中就将自己与在乎的人孤立开来。

这个时候，家人和朋友的支持就显得尤为重要。让家人朋友参与进来，可以帮助患者更好地克服纤维肌痛的症状，同时生活得更充实。

为什么他人的支持如此重要

寻求他人的支持是解决纤维肌痛的一个好办法。许多研究表明，在日常生活中寻求他人支持的人能够更好地处理纤维肌痛这样的慢性疾病。以下是强大的支持系统可以起到的作用。

更高的自我接受度

慢性疾病患者普遍认为家人和朋友在帮助他们克服症状对正常生活的影响方面起到了关键作用。他们强有力的支持可以帮助患者少关注自己失去的，多关注那些可以让自己感觉更舒适的方法。

增加自信

家人和朋友强有力的支持可以让患者更有信心去应对慢性病治疗过程中的起伏。反过来，这种自我认知能够使患者更好地管理身体状况并提高生活质量。

改善症状

家人和朋友的支持能逐步改善患者的感受。

在一项研究中，拥有强大的支持系统的女性对纤维肌痛并不那么敏感。这些女性认为她们的症状对日常生活的影响很小，同时，她们认为自己的身体功能不错。研究同时还发现，能够长期从亲近的人（如配偶）身上得到关心的患者，疼痛的症状会有所改善。

更强的动力

正如前文中提到的，管理纤维肌痛的成果很大程度上取决于自己。当你发现有一些东西，不论是日常运动，还是某种营养品或药物，能够改善症状，最好的做法就是坚持。强大的支持系统可以让患者保持动力。许多研究表明，那些有家人或朋友支持的慢性病患者能够更好地坚持自己的治疗计划。

更积极的态度

研究表明，有强大的社交网络的纤维肌痛患者往往有更积极的生活态度和更好的心态。研究还表明，来自家人和朋友的支持有助于患者改善心理健康，提升处理压力的能力。

更多的快乐和健康

有强大的支持系统的患者往往生活得更加幸福快乐。和亲近的人分享积极的经历可以让人忘记症状，同时改善心情。和家人、朋友在一起也可以增强归属感和目标感，同样有助于提升整体幸福感。

助人者自助

大多数纤维肌痛患者认为公开谈论自己的病情是一件很困难的事情。这从何说起？如何让别人理解他们没有经历过的事情？他们可能觉得，哪怕再有同理心，人们也很难感同身受地理解纤维肌痛患者的痛苦。对很多患者来说，比起反复解释自己正在经历的事情，默默忍受痛苦可能更容易一些。

尽管面临各种挑战，但患者还是应该让家人和朋友参与其中。他们对纤维肌痛了解得越多，越能够更好地给予患者支持。

患者的亲人如果对此一无所知，就会对他的健康状况感到困惑，并努力寻求最好的方法去帮助患者。他们的担心和恐惧会体现在对患者的身体健康状况胡思乱想上，这一切都源于他们不知情。

俗话说："知识就是力量"。告诉家人纤维肌痛到底是什么，他们会成为你坚实的后盾。请详细阅读本书的第三章，它概述了关于纤维肌痛常见的误区与真相。

不论患者是想尝试给家人带来一些新的信息，还是希望他们更了解自己的病情，以下一些建议都能够更有效地帮助患者和家人谈论纤维肌痛。

制订计划

如果患者想告诉家人自己得了纤维肌痛，首先要考虑怎么跟他们说。把自己想分享的细节内容列成清单（为不同的家人和朋友列不同的清单），这样很有帮助。

一般情况下，跟配偶或伴侣的交谈比与孩子的交谈要更深入。尽可能地提供相关细节会让家人更放心。患者也可以告诉自己的朋友大量的信息。

真实最重要

简单直接地解释什么是纤维肌痛。不要解释太多理论性内容。以下是一些可以分享的关键信息。

● 纤维肌痛是一种慢性疾病。最常见的症状是疼痛和乏力。其他症状包括睡眠、记忆和情绪方面出现问题。

● 纤维肌痛尚无法被治愈，但症状可以被很好地控制。

描述自己的治疗计划

让家人知道你正在采取哪些措施来改善症状，并尽可能过上充实的生活。例如，当你定期运动，压力减轻，睡眠良好时，症状会有所改善，要及时告诉他们。他们知道得越多，越能支持你的治疗计划。本书第236页的内容介绍了怎样制订每天都会用到的个人计划。将这个计划与家人分享是非常有用的。

邀请亲友参与医生的随访

通过聆听患者和医生的讨论，亲友能对患者所经历的事情有更深入的了解。这样，他们能更清楚地知道如何帮助患者。

其他人也可以通过其他的方式陪伴和帮助患者。亲友可以帮助患者使他们所有问题都得到回答，以及帮助患者记住想问的问题。亲友在随访后仍然可以帮助患者，例如，在患者忘记医生叮嘱的事情的情况下。

提供其他的信息来源

鼓励家人学习有关纤维肌痛的知

识。为他们指明其他的信息来源，以更好地解释纤维肌痛的症状，以及家庭成员如何提供帮助。在本书最后一章中讲解的内容将提供一个很好的案例。

定义通用医学术语

根据患者的症状，家人要了解一些常用的术语。熟悉纤维雾、肠易激综合征（IBS）或间质性膀胱炎等术语将对患者的家人而言有所帮助，能使他们更好地帮助患者。详见本书最后的词汇表。

向他们解释自己需要随时改变计划

纤维肌痛是无法预测的，了解这一点很重要，因此完全按照固定的常规计划来治疗会很困难。患者可能需要做一些与计划不同的事情，这样可以保证每天有足够的精力去控制症状。如果患者认为这对患者来说很有帮助，可以回顾一下第十四章中的内容。

如何对待怀疑自己的人

患者可能发现有一些亲人会怀疑自己所说的内容甚至直接询问。尝试告诉他们一些有用的信息来源或邀请他们陪自己接受医生的随访以学习更多相关知识。

如果上述方法都失败了，患者可能不得不接受这样一个事实：有一些人很难改变他们的观点。如果遇到这样的情况，保护自己最好的办法就是减少与这些态度消极或严苛的人在一起的时间。

沟通的注意事项

当与亲友谈论纤维肌痛时，以下建议有助于展开对话。

可以做的	不要做的
你在经历什么 遇到困难时不要把自己孤立起来，也不要因为悲伤或忧虑而烦恼。交谈可以让你缓解压力并让你看到更广阔的天地。与他人分享你的经历可以帮助你建立更好的健康计划。	**抱怨** 人们有时会产生太依赖的行为，比如通过歇斯底里或畏畏缩缩来获取他人的关注。这会让你的症状更明显。太多的抱怨会让周围的人远离你。

可以做的	不要做的
自信 自信地沟通意味着以开放、诚实和直接的方式分享自己的需求、感受和想法。自信能促进相互尊重并积极解决问题。	**争强好胜** 强势地交谈会让他人受伤，会冒犯别人或引起他人不适。当你言语争强好胜，其他人会变得非常防备，同时人际关系问题就会经常发生。
保持开放的心态 允许亲友询问及谈论他们的疑惑、挫折和痛苦。谈话时保持耐心并始终保持沟通顺畅。	**无视家人的想法和感受** 不要认为家人的问题和关心的事情都是无足轻重的。试着换位思考一下，并尝试站在他们的角度去看问题。
明确家人的需求 关心询问亲友的生活，做一个好的聆听者。鼓励他们照顾好自己并保持健康。	**假设你是唯一需要支持的人** 如果你的亲友知道你支持他们就像他们支持你一样，你与家人的关系就会更亲密，你们就是一个团队。

寻求专业的帮助

如果患者发现与亲友交谈很困难，那么医生或者医疗团队的其他成员可以为患者提供帮助。

建立支持体系

一些纤维肌痛患者的家人能提供很好的支持，他们能很快理解患者的病痛，而另一些患者则不然。

不论情况如何，扩大自己的支持体系而不局限在家庭成员内部很重要。研究表明，那些有多元支持体系的人，如拥有朋友、家人和医疗团队在内的多样化支持系统的人，能更好地应对慢性疾病，能够更好地保持健康和享受生活。

把自己想到的人列成名单。列名单时，不要局限于经常遇到的人。患者可能很惊讶，最后为自己提供支持帮助的人，可能是一个每天坚持散步的邻居，或者是一个患有慢性关节炎的病友。

本地以及网络上的纤维肌痛支持组织也是很好的资源。患者们可以很深入地交流，同时可以得到很好的建议，因为患者知道彼此正在经历什么。

但是需要牢记，有些支持组织存在陷阱。当某些组织承诺可以治愈纤维肌痛、为患者提供一个抱怨的地点、有一个鼓吹患者停止治疗的组织者甚至直接帮自己做决定的时候，就需要警惕了。有害的组织对患者的伤害远远大于帮助。

网上组织同样需要引起患者的注意，同时需要注意保护个人信息。

下面提供了一些可以帮助患者维持或改善支持系统的方法。

与家人保持联络

参加家庭聚会。接听家人的电话，给家人回信或者回复电子邮件。接受家人的活动邀请，即便刚开始很难接受。

主动行动

不要总是等着别人先行动。如果遇到了一个有共同语言的朋友，邀请他/她喝杯咖啡。在杂货店结账排队时也可以找话题和他人聊一聊。

接受所收到的每一次社交邀请

不论内心怎样想，都要接受所收到的每一次社交邀请。这意味着要准备重新开始好好生活，并重新参与自己所关心的活动和社会关系。但是需要注意：一开始，每次只待30分钟。虽然要积极参与生活，但是不要出格。当能力重新建立后，可以增加社交的时间。

探索新的选择

参加社区组织、义工或志愿活动。加入一个追求健康的俱乐部、兴趣爱好组织或者兴趣爱好班。

享受二人世界

不论现在感觉如何，和配偶或者其他关心自己的人，哪怕是一个孩子，兄弟姐妹或者一位朋友一起出去玩。这些人会是最能够支持帮助患者的，因为他们了解患者的生活。增加和他们独处的时间，可以增强他们对自己的支持。在约会时好好打扮，离开家，不要谈论自己的健康问题。

不要放弃现有的社会关系

良好的关系需要耐心、忍让和接受。

外部专家可能就患者打开沟通渠道的方式提供建议。

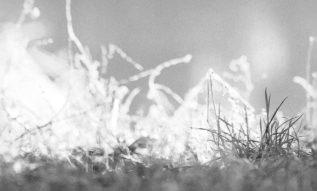

家人如何支持患者

对纤维肌痛患者来说，家人在日常疾病管理中扮演了重要角色。家人可能经常参与患者有关康复的决定并希望帮助患者、参与患者的治疗计划。他们的支持体现在睡眠、运动和饮食习惯等方面，而且家人能够在随访时向医疗团队提供有用的反馈信息。

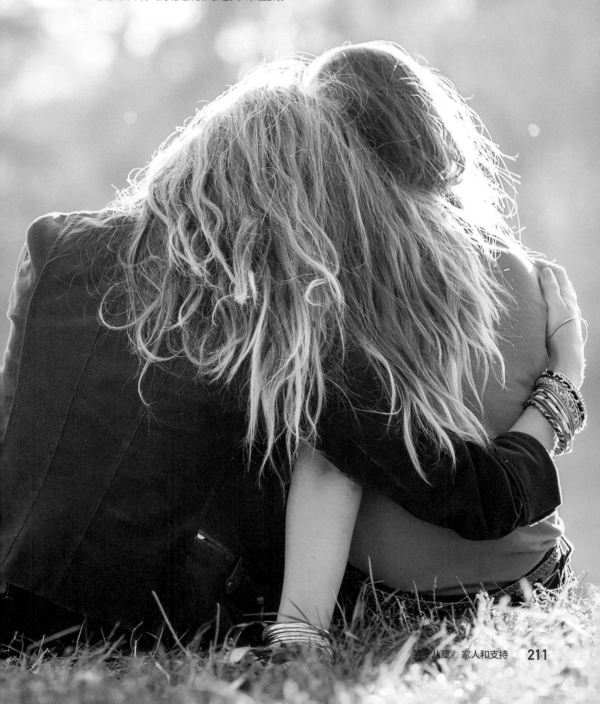

更可贵的是，家人出于爱会倾听患者的诉求，对患者表达同情、共情和关心，当患者的症状管理卓有成效时，他们会鼓励患者。

这些支持往往被分为两类：情感支持和行动支持。例如，患者想念在学校的女儿，有人倾听患者的思念，这就是情感支持。例如，患者想尝试更多的运动，而家人每天晚餐后陪患者散步，这就是行动支持。

有些人两种支持都擅长，但你会发现，生活中更多人只擅长其中一项，不过这没关系。不同的家人可以扮演不同的角色。如果患者期待一个人能够满足自己所有的要求，那么他多半会失望。

最重要的是找出对自己最有帮助的具体支持类型，然后提出请求。不要害怕说出自己的需求。家人一定希望帮到患者而非袖手旁观。

如果家人希望在生活中帮到患者，可以考虑以下建议。

明确家庭角色和责任

和家人一起重新进行家庭分工。重新规划家庭角色和责任，这样可以让自己过得更充实，同时减少了让自己不适的工作。

但是要小心那些想为患者做更多事的家人。他们可能是出于好心，但是对患者而言，更积极地生活非常重要。

保持知情

家人能做的最好的事情之一就是了解纤维肌痛。建议家人阅读相关书籍。目前纤维肌痛有许多信息来源，但很多都是无用的，甚至是不正确的。

他们可以阅读本书的相关章节以确保他们获得最有用、最有效的信息。鼓励他们陪患者进行医生随访，并和患者一起参加纤维肌痛的支持组织见面会。

家人没有义务全天候关注患者的状况。相反，家人应当帮助患者更好地生活，不论是兴趣爱好的培养，去教堂做礼拜，还是其他让患者更真实、更有意义、更快乐地生活的事情。

支持患者的运动计划

家人能鼓励患者积极运动。一起散步、每周去游泳或者参加瑜伽课程（更多的体育活动见第十三章）都可以写入治疗计划。

保证营养

如果患者把改善饮食习惯作为治疗计划的一部分，家人会为患者养成好习惯提供帮助。他们可以帮患者购买或者准备食物。

可以和家人一起购买食物，并把它们储存起来按照需求准备饭菜。（更多营养重要性的相关信息见第185页）

帮助患者获得更好的睡眠

充足的睡眠对管理纤维肌痛非常重要，但是良好的睡眠很难获得。家人可以帮患者制订规律的就寝计划和作息时间（更多信息见第177页）。

帮助患者减轻压力

压力是生活的一部分，但是太大的压力会使纤维肌痛的症状恶化。和家人交流最近困扰自己、使自己感到压力的情况的发生，和他们一起减少或避免这些情况。例如，如果喧闹拥挤的餐馆让患者感到不适，那么外出就餐时要避开就餐高峰期。如果原本的周末计划安排让自己感到负荷过大，那么就一起制订一个新的计划、给自己留一些休息的空间。家人也可以鼓励患者学习一些放松的技能并和患者一起放松，例如，太极拳（更多关于压力管理的内容见第166页）。

明智地使用支持自己的力量

适度和节奏是两个重要的工具，可以确保患者拥有充实、愉快的生活。了解如何进行自我调节和保持正确的生活节奏（见第十四章）可以帮助患者的家人每天更好地尊重和支持患者。

配偶的观点

迈克反思妻子的纤维肌痛

编者按：在本书前面的内容里（第18页和第194页）描述了格洛丽亚患纤维肌痛的经历。下面是她丈夫迈克对这个疾病的观点。

迈克和格洛丽亚在高中的一次交谊舞会上相识。结婚50多年来，他们一直相濡以沫。正是这种责任感帮助他们度过了人生的起伏，包括面对纤维肌痛时。

迈克说，格洛丽亚在他们年轻刚相爱时非常的活跃且富有激情。她对女子团队运动、滑水都非常感兴趣，还为当地的一家报社撰稿，这些都为她增添了魅力。直至成年，格洛丽亚仍保有这种能量和热情，并在与迈克结婚后将这种激情带到了婚姻生活中。

"她非常有激情，对所有事情都很有兴趣，哪怕在怀孕的时候也保持着收拾房间、烹饪等习惯。"迈克说。之后，迈克在海军服役，在他服役期间，他们是分开的。这意味着格洛丽亚有时候需要把控生活中的全部，独自做家务并抚养他们的两个孩子。

当他们重新一起生活时，迈克和格洛丽亚的生活节奏并没有完全同步。"她白天工作，而我在晚上工作""所有我们想跟家人一起做的事情，哪怕是野炊，都成了奢望。但生活还得继续。我们曾经一度只有一辆板车，连洗衣机和烘干机都没有，所以她只能把孩子们放在板车上推着他们去半英里之外的自助洗衣店。我们从未怀疑什么。她是一个俱乐部组织的领袖，是周末学校的老师……她做着各种各样的事情。"

直到有一天，生活开始发生变化。这些变化不是一瞬间发生的，冰冻三尺非一日之寒。但的确有一些事情发生在格洛丽亚身上了，而迈克知道并且仍然爱了她这么多年。

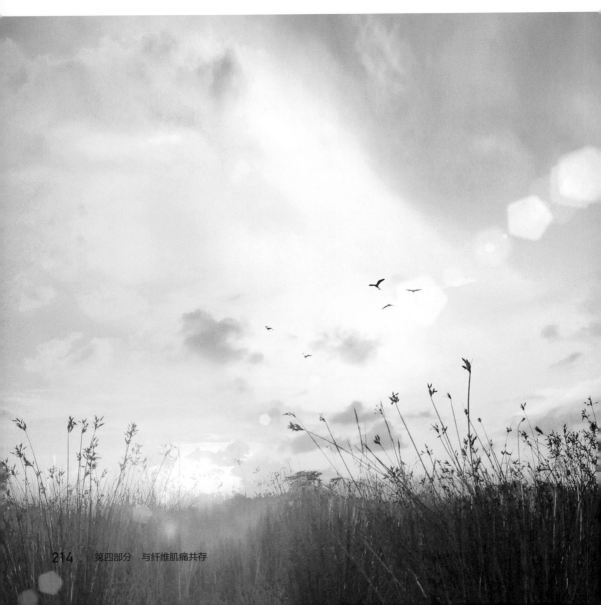

神秘的症状

"我从未见她停下来过，然而她的活动量突然减少了。她不得不经常躺下小憩"。

格洛丽亚的症状让迈克很迷惑，他认为自己是"非黑即白"的人。"有因就有果""你用锤子敲打自己的手指，手指就会疼。但发生在格洛丽亚身上的事情让我觉得并非事事如此。"

很多医生都不能解释导致格洛丽亚的症状的原因。更糟糕的是，很少有人知道格洛丽亚经历了什么，因为她从外表上看和以前没什么不一样。"很多人对她说'嗨，你看着挺好。你现在一切正常'，但很多人没有意识到，有的人外表可能看起来很好，但内心其实已经受伤了"。迈克知道格洛丽亚正在经历的一切。

对导致格洛丽亚症状的原因的疑惑终于惹恼了迈克。他想知道为什么没有人能帮忙。

但经历了这一切，迈克仍然相信格洛丽亚。"我们准备撸起袖子加油干。"迈克谈起了寻求导致格洛丽亚症状的原因的历程。2001年，他们终于知道了格洛丽亚得了纤维肌痛。

"这并不是惊喜，这就像说，哦，上帝，我们终于有了名字；而不是说现在我们不再受这些问题困惑了，根本不是这样。"迈克谈到他们刚得知格洛丽亚得了纤维肌痛的反应。"但是我认为这也有一个好处就是，这个疾病有自己的名字，并且有针对这个疾病的专业治疗团队。"

随机应变

当他们学习了纤维肌痛的相关知识后，迈克和格洛丽亚学到了一个成语，"随机应变"，并且这种状态成了他们生活的常态。"我们学会了灵活处事""我们经常开玩笑，如果你做不到随机应变，你就很容易崩溃。你需要尽可能地去适应"。

适应意味着迈克必须明白格洛丽亚什么时候需要休息或者做一些和以前不同的事。例如，在格洛丽亚对声音比较敏感的日子里，他们会选择环境更安静的餐厅。对迈克而言，帮助他的妻子克服纤维肌痛是每天甚至每时每刻都要做的事。

换句话说，为了扮演好这个能帮助他的妻子管理纤维肌痛的角色，迈克需要持续努力。

"我必须考虑得非常周到并且富有耐心。我不能太好斗，要理解她，要对她有耐心、体贴。"

"我和她是一体的。我们会一起面对要做的事情。"

家人能做的和不能做的

与患有纤维肌痛的人一起生活可能很棘手。以下提供了一些建议，有助于支持患有纤维肌痛的患者的家人。

能做的	不能做的
把纤维肌痛患者当成专家 患者肯定比其他人更了解自己的身体状况。家人的信任可以帮助他们对管理身体状况更有信心	**批评和唠叨** 避免反复猜疑和纠缠不清，因为这会让患者管理纤维肌痛症状的能力和效率大打折扣。如果家人有很好的建议，尝试用尊重的方式来表达
询问自己能为他们做些什么 患者需要的帮助可能随着症状变化而改变。询问自己能做些什么能为他们提供支持	**自以为是** 家人认为的一些有帮助的行为实际上可能对患者造成伤害或压抑。询问患者他们最需要哪种帮助
反应灵敏 注意患者都在经历什么并提供正确的支持。只有这样才能帮助他们减轻压力	**大包大揽** 在尝试给予支持时，有时可能替患者把所有的事情都做了。这种过度的保护有时会适得其反，会让患者觉得自己很无用
积极主动 花一些时间去赞赏患者的能力。当看到他们为了控制症状而做一些有益健康的运动时，给予一些积极的反馈	**过于关注负面情绪** 当家人积极面对时，患者会更容易保持积极的态度。而对症状持消极态度则可能对患者造成伤害或使患者判断失误
一起娱乐 每周计划几次家庭娱乐活动。与患者共享快乐，可以帮助他们忘记疼痛	**不苟言笑** 大笑可以改善心情，减轻压力和疼痛。可以与患者一起看喜剧、讲笑话或者回忆过去的家庭趣事
照顾好自己 帮助患者克服慢性疼痛可能增加家庭成员的负担，要及时反馈自己的感受并花时间照顾好自己	**不顾自己的需求** 如果罔顾自己的需求，就会增加耗尽自己精力和身体储备能量的风险

团队协作

当和纤维肌痛斗争时，家人是无价的资源。他们可以给患者自信，帮助患者做出重要的决定，以及给患者支持、让患者感觉更好。因此，要对他们的付出表达欣赏和感谢，同时关注他们的生活。

和家人一起面对纤维肌痛，患者会发现不管情况如何，患者都能继续保持生活的充实。

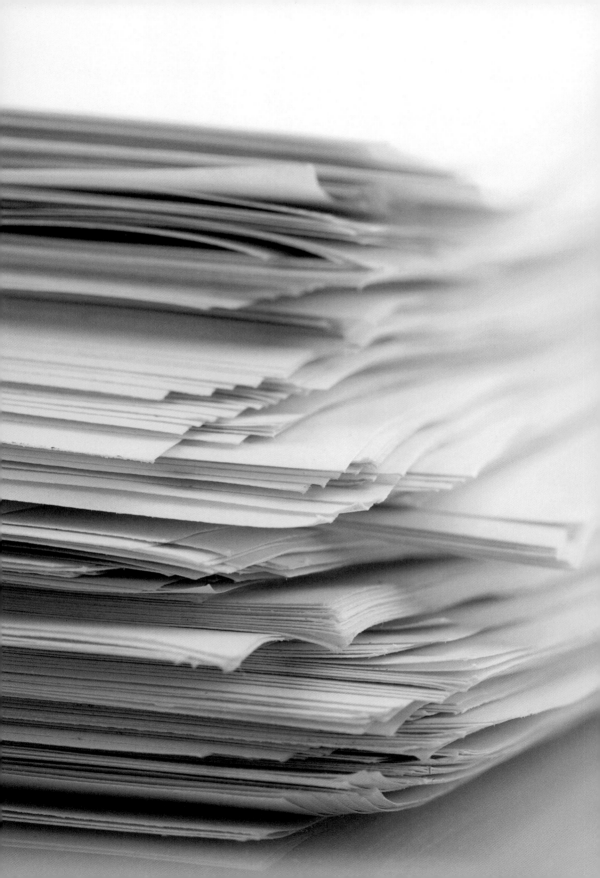

第十九章

工作和生活

正如人们所知道的，纤维肌痛日复一日从各个方面影响着患者的生活。疼痛，不适以及其他症状使患者在工作时异常难受。患者甚至会怀疑是否停下工作症状就能消失。

患者可能觉得纤维肌痛的症状让自己难以完成工作，但是工作还要继续。有很多方法可以让工作和生活变得和谐。本章提出了一些建议。

工作，还是不工作

很多患者可能觉得纤维肌痛带走了一切快乐。患者如果以工作为乐，纤维肌痛会影响工作吗？

不工作这个想法可能让患者害怕和担心。首先，患者需要面对一些实际的问题。工作提供了经济保障和医疗保障，这些可以帮助患者减轻压力。而医疗保障可以帮助患者获得更好的医疗照护，有助于更好地控制相关症状。工作量减少，甚至不工作，会在很大程度对患者生活的这些方面造成不利影响。

其次，患者可能担心如果不工作，就会失去工作伙伴或让家人失望，因为患者无法像往常一样做出贡献。如果不工作，接下来患者就会面对个人价值、目标和人格的挑战。

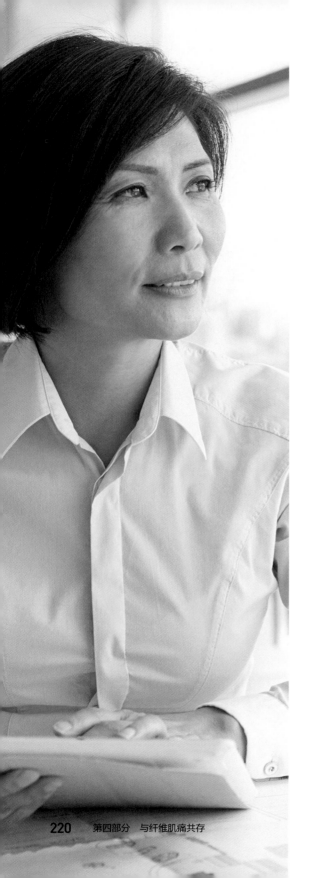

与此同时，患者可能会怀疑自己能否继续工作。疼痛、不适以及其他症状会让患者无法展现出最佳状态，甚至让自己无法完成工作。

患者也可能思考，是否更多的休息或减轻一些与工作相关的压力，就能成为更好的父母或伴侣。简言之，是否不工作就可以让一切更好？这些想法可能让患者恐惧、崩溃。

工作还是不工作？这个问题很难回答，没有人能够为纤维肌痛患者提供正确的答案。患者所做的选择既复杂又富有个人色彩。即使家人和医疗团队可以帮患者选择一条路，也没有人能帮患者做决定。

本章简明地阐述了患者的这一困境。这个话题很重要的一部分是，如果不工作，患者如何寻求残疾福利。后面会讲到，纤维肌痛患者很难获得残疾福利。

不工作会导致患者收入减少，这对患者已经面临的困难而言无疑是雪上加霜。

本章概述了患者可以做的选择，无论是选择继续工作还是决定寻求残疾福利，都有相关建议。

美国残疾人法案

《美国残疾人法案》是美联邦一项民权法案，旨在防止对某些残疾人的就业歧视。本法案适用于有15名及以上员工的工作场所。《美国残疾人保护法》在雇用、解雇、晋升、薪酬和职业培训等方面保护残疾人的合法权益。

特殊的医疗问题，如纤维肌痛，并没有被列入《美国残疾人保护法》。能得到保障的患者必须符合残疾的一般定义。根据这个定义，一些纤维肌痛患者的确符合残疾的标准，而另一些人则不符合。

这里简要地说明了原因。关于残疾的最新定义来自2008年的《美国残疾人法案修正案》。术语"残疾"指实质上限制一项或多项主要生命活动的身体或精神障碍，有此类障碍的记录或被视为患有此类障碍。主要的生命活动包括主要的身体功能，如消化、思考和呼吸。生命活动的例子包括执行手工任务、看、听、举、读、专注和交流。

一些纤维肌痛患者由于某些身体功能的限制而无法工作，然而另一些人却不会受限。因为有不同的身体功能限制和不同类型的工作，所以每个人的情况都需要具体考虑，以确保他能胜任这份工作。

《美国残疾人法案》要求雇主在适当的情况下做出合理的安排以帮助员工完成工作。这些措施包括弹性工作制和安排额外的休息时间，把一些会增加物理疼痛的工作分配给其他人，为患者更换办公空间或改善工作环境。请记住，雇主不会做出会给他们带来不必要困难的改变，例如，承担大量额外费用，患者的工作地点也不会因为工作质量和产量可能降低而发生改变。

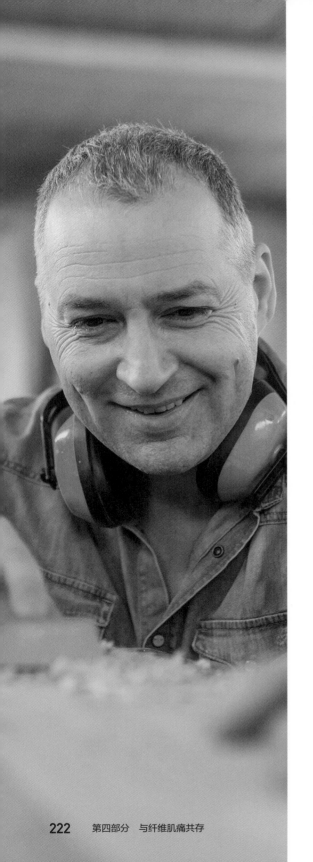

"工作可以使纤维肌痛患者保持健康的状态。"

研究结果

当患者在面临选择继续工作还是远离工作压力时，实际上已经意识到了继续工作的重要性。但是患者可能不清楚，研究人员已经针对纤维肌痛患者和他们的工作生活进行了一些研究。这些研究成果可能有所帮助。

研究表明，工作可以使纤维肌痛患者保持健康的状态。随着时间的推移，工作也可以使他们长期保持健康。

纤维肌痛患者工作时往往不会感到剧烈的疼痛和疲劳，也不太可能感到沮丧。他们的身心健康状况会更好，并能获得质量更高的生活。

工作会使人忘掉疼痛。工作使人的生活充满意义，并将人与他人和周围的世界联系在一起。

一些纤维肌痛患者说，工作让他们觉得自己是在与纤维肌痛"战斗"而不是"投降"。正如一位女士所说，"在我放弃并说出'终于，你赢了，纤维肌痛'之前，我会继续工作。"

纤维肌痛会致残吗

即便继续工作的理由有很多，患者可能也疑惑是否应该继续目前的工作。一些患者认为纤维肌痛的症状对他们的影响太大了，所以他们不得不离开自己的工作岗位。这种感觉因人而异，并且有很多影响因素，例如，症状的类型和严重程度、心理状况、工作的性质以及工作场所的条件等。

2012年，纤维肌痛被美国社会保障局列入了潜在的残疾状态。1/3的被诊断为纤维肌痛的患者不再工作并获得了短期或长期的残疾福利。但是很多患者仍然在全职或兼职工作。

纤维肌痛如何致残

选择不工作的患者很大程度上是因为以下原因。

疼痛敏感。严重的疼痛是纤维肌痛患者停止工作的首要原因。其他严重的症状，例如，疲劳及记忆问题，也是影响因素。

活动受限。工作和工作能力上受到限制的患者更有可能停止工作。

工作类型。体力劳动、重复性运动或抬举重物对纤维肌痛患者而言可能更具有挑战性。从事体力工作的患者更有可能停止工作，尤其是在不能更换其他工作的情况下。

缺乏支持和适应。研究表明，在工作上，来自他人的支持很大程度上影响了纤维肌痛患者对工作的坚持，甚至比疼痛有更大的影响力。如果患者在工作中感觉不到支持，他们宁可不再继续工作。

如何做才是最好的

在做决定之前，和医疗团队交流一下自己的想法。患者会可能发现，通过改变某些生活方式，例如，进行更多的运动和获得更好的睡眠，就可以继续工作。

如果自己觉得目前的工作状态令人不舒服，和雇主进行交流可能有所帮

《家庭医疗休假法案》

有些人会要求暂时休假以关注他们的健康。《家庭医疗休假法案》是一项联邦法案，适用于拥有50名或更多雇员的雇主。依法案规定，有合格家庭或医疗原因的雇员可在不失去工作的情况下最多带薪休假12周。

其中一条理由就是"严重的健康问题，使员工无法履行其工作的基本职能"。数周或数月的假期让患者有足够的时间来改善自己的症状，然后继续工作。例如，患者可以利用这段时间进行医疗随诊和治疗。

助。可以调整自己的工作计划，不要把工作安排得太满，留一些空余时间，避开那些让症状加重的工作，或者换一个压力较小的岗位。

最后，和家人谈谈。如果停止工作，自己是否能得到所需的情感和经济支持？财务顾问和朋友也能帮患者做决定。如果患者决定不工作而去领取残疾福利，那么获得家人的支持非常重要。

许多纤维肌痛患者可以通过改变工作环境和工作方式来继续工作。例如，把休息时间添加到日常计划中，日常工作计划根据精力充沛与否来安排。在一项研究中，一位纤维肌痛女性患者是这样描述她的工作的："我无法像我的同事那样来完成工作，但这并不意味着我无法完成这份工作。"

如果即便通过改变，患者仍然觉得这份工作不适合自己，也可以找一份不同的工作。有些人在他们的领域找到了要求不高的职位。有些人则在寻求教育或志愿服务的机会，这能够使他们接受再培训，以找到更合适的工作。

所有这些建议都基于患者工作的情况，即便是兼职工作，也比完全不工作要好。坚持工作可以使患者获得技能和耐力，帮助患者远离孤单和抑郁。

申请残疾福利

　　如果想申请残疾福利，最好和医生先聊一下。如果医生同意，患者需要提交一份申请。申请过程需要3~5个月。

　　要申请残疾福利，症状严重程度必须满足政府对残疾的定义（见第221页）。患者必须证明这些症状不仅导致患者无法从事过去的工作，并且会影响患者从事其他技能性或非技能性工作。在开始申请之前，以下的步骤可能对患者有所帮助。

　　回顾自己的医疗记录。整理出过去所有医疗记录的复印件，包括诊断和治疗记录。这些记录文件不仅要包括患者的诊断和随访，还必须包括对特殊症状的描述和症状对患者造成的影响。

　　记录症状。每天简明扼要地记录自己的症状。记录这些症状是如何限制患者完成特定工作任务的。详细说明症状的严重程度、影响自己的频率和持续时间。

　　和医生合作。把自己的个人记录分享给医生，并询问医生个人记录信息是否有帮助。

　　计划约见律师。如果经济允许，和一位专门为残疾人打官司的律师聊一聊。律师可以告诉患者是否有足够的理由来成功申请残疾福利。如果第一次申请被拒绝，律师可以帮患者提出上诉。

　　一般来说，超过3/4的首次残疾福利申请会被驳回。虽然患者可以在律师的帮助下多次上诉，但依然很少有人最后会获得残疾福利。

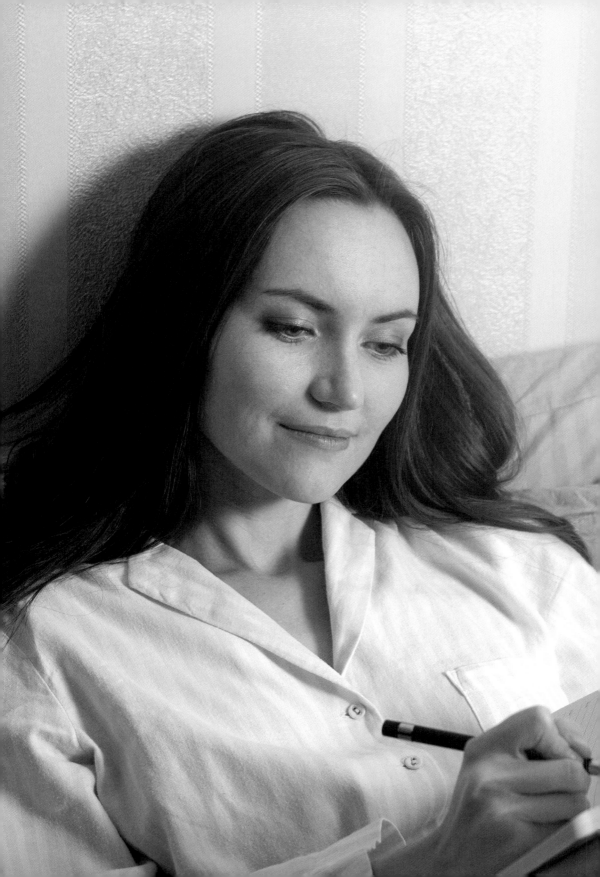

行动指导

本书提供了很多关于纤维肌痛的信息。前面已经讲到了什么是纤维肌痛，纤维肌痛的症状和它的病因，管理纤维肌痛的症状以及如何与医疗团队、家人进行交流的相关指导和建议。

如果你阅读本书是因为关心的人患有纤维肌痛，你可以从本书中得到一些启发，来给予他们支持。

接下来是学以致用，这也是这一章的内容。患者可以从今天开始应用。从阅读这一章开始，患者应该准备好以最好的状态生活了。

制订计划

前面已经对纤维肌痛做出了基本的介绍，那么接下来进入下一阶段：开始更充实的生活。虽然纤维肌痛无法被治愈，但患者可以控制相关的症状，并过上有意义的、快乐的生活。

患者应该制订一个用来管理症状的个人计划并更好地与纤维肌痛共存。在本章结尾有一个每日计划表供患者借鉴，患者应每天使用，根据阅读本章获得的指导来填写计划表。

制订每天的计划

第一条能够制订的日常计划就是养成良好的睡眠习惯。正如在第十六章提到的，除了留出足够的睡眠时间之外，更重要的是要养成良好的睡眠习惯。规律睡眠的习惯很重要，最好每天能够在相同的时间就寝、起床。

保持充足的睡眠是减轻疼痛的一个重要方法。充足的睡眠能够减轻疲劳感和疼痛。

研究人员发现，大脑皮层调节睡眠的那一部分可能与纤维肌痛的发病机制有关。这些是大脑中受睡眠障碍影响最大的部分。

简言之，将常规睡眠周期与优质睡眠配对有助于患者更有效地处理纤维肌痛。

计划： 在每日计划表（第238~239页）中写下自己每天什么时候睡觉、什么时候起床。最好把睡眠时间设定为每天8.5小时。

轻柔的伸展运动

疼痛是纤维肌痛最常见的症状。因此，伸展身体是每天都要进行的运动之一。轻柔的伸展运动有助于维持身体功能，进行日常活动。可以把轻柔地伸展身体作为每天起床后第一件事情来完成。

做伸展运动的额外好处是它不需要药物、手术或者物理治疗，没有任何费用。伸展运动被认为是减轻疼痛、减少肌肉僵硬感、改善情绪和身体功能的一线治疗方法。

伸展运动结合力量练习可以有效减轻疼痛。更多关于力量练习的内容详见第十三章。学习如何做伸展运动详见本书第244页。

计划： 在每日计划表（第238~239页）中写下每天准备什么时候做伸展运动。之后，参照第244页的分解动作指导做伸展运动。

每天都进行运动

定期进行有氧运动可以减轻疼痛，改善身体功能并改善生活质量。力量练习同样有帮助。锻炼肌肉有助于减轻疼痛，提高日常活动的水平，并增强肌肉力量、改善整体健康状况。

水上锻炼（水疗）也可以减轻症状。水疗被证实有助于减轻疼痛（详

适应新常态

当生活发生变化时，患者需要适应。结婚、失去父母或生育孩子都是许多人要面对的变化。纤维肌痛也属于这种变化。它让患者的生活发生了变化，而患者需要去适应它。就像患者的生活不可能回到没有孩子、父母没有去世或者没结婚的状态，患者也不可能回到没有患纤维肌痛之前的生活状态。因此，患者必须适应新常态。

接受患纤维肌痛的事实和适应这种新的变化是很困难的。从什么时候开始完全取决于自己。医生可以帮助患者判断什么时候向足够多的专家咨询、做足够多的检测以及什么时候做好继续前行的准备。医生还可以帮患者整合所有学到的内容和相关信息，并帮助患者权衡各种建议的利弊。

简而言之，医生可以帮助患者整理所有的信息并确定何时准备再进一步。这样，当患者根据这一章制订了自己的计划，医生和医疗团队的其他成员就可以帮助解答患者的疑问，并在患者前进的过程中给予支持。

见第140页）。水疗也有其他功效。例如，它能够改善心情和睡眠。仅仅是温水就能够让患者重拾自信，让患者觉得进行日常的运动是能够做到的。不论做什么运动，都要保持循序渐进。

几乎所有的运动都有助于改善纤维肌痛的症状。以下三条建议有助于患者选择合适的运动并决定运动量。

（1）选择自己喜欢的运动

（2）选择自己能够胜任的运动

（3）调整自己的状态

制订一个运动计划，不管每天状态如何都要完成。散步、游泳、骑行和水中有氧运动都是非常好的低对抗性运动，瑜伽和太极拳也是很好的选择（详见第110页）。

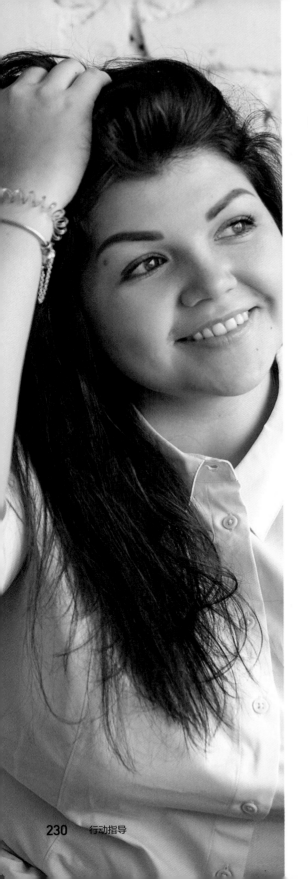

计划：选择适合自己的运动并决定运动时间和运动频率并加入到计划表中（第238~239页）。

控制压力

纤维肌痛患者的压力很大。压力会加重患者的症状。这是一种恶性循环。压力会导致肌肉紧张，从而加重疼痛。相应的，当患者感到疼痛时，可能很难完成日常工作。这会导致患者沮丧、愤怒和抑郁。

患者的目标应该是阻止压力像滚雪球一样体积增大甚至大到无法掌控。要把在第十五章中学到的关于压力管理的内容应用到实践中。

计划：将一些自己觉得舒服的压力管理方式应用到日常生活中。如果需要一些建议，可以重新浏览第166页。之后把压力管理方式记录到日常计划表中（第238~239页）。

花时间放松

当想放松时，患者可能想在业余时间做自己喜欢的事情。例如，打高尔夫球、读一本好书或者看一部电影。

当发现这些事情能令自己放松时，它们的确是休闲的好选择。休闲时光很重要，放松时可以选择一些让身心都平静下来的运动。这些运动会帮助纤维肌痛患者减轻疼痛。

计划： 选择能令人放松的运动方式（详见第九章）。在日常计划表（第238~239页）中写下自己准备什么时候去做。

可以计划每天做这些放松运动两次、每次20分钟，分别安排在早上起床后，以及在晚餐前完成。也可以在症状平稳时将更多放松运动列入计划。

合理安排时间

适度和保持合理的节奏是管理时间的有效方法，相应的，它们也可以用来管理纤维肌痛。一次性做太多事情，即使当天状态不错，最终也会使症状加重。

利用时间管理技巧合理安排平衡自己的活动和精力。时间管理也可以帮助患者避免压力失控。

围绕如何管理时间设定切合实际的目标是最重要的。与他人合作，例如，与同事、主管、朋友和家人一起设定目标和计划。制作任务清单是有效管理时间的另一种方式。准备一份任务清单并按优先级将它们排序。这可以帮助患者顺利度过一天。将相似的任务分组也会有所帮助。

当制订计划时，需要思考哪些是必须做的，哪些是希望做的以及哪些是能够做的，结合自己的具体情况来制订。然后，用对自己来说切合实际的方式平衡这些活动。

接下来看看要怎样安排时间。在下一页中，把自己现在正在做的事情写在左边一栏。有了这个清单，患者就会发现自己是否有时间参加各种各样的活动。当然，工作、运动和一些必须完成的事情，比如说开车送孩子去学校或者去菜市场采购等可能都在"当前活动"清单里，但是休息和放松呢？是否也在清单里？

当知道自己要怎样安排时间后，用右边一栏记录可以帮助患者制订更丰富的计划。这样有助于患者更有效地平衡时间和精力。

患者如果希望确保每天有"必须要做的"活动，就每天至少安排一件有趣的活动。这样做并不是自私，留时间去休息、放松、享受和照顾自己也很重要。

最后，尽自己所能保护自己的时间。例如，你有一件特别重要或者难度较高的工作需要做，单独留出不会被打扰的时间段去完成。请参考第十四章中的时间管理技巧，这有助于最大限度地利用时间和精力。

计划： 选择自己喜欢的时间管理策略并把它们记录在日常计划表上（第238~239页）。

行动

我正在做的事情

我的目标计划

适度

　　适度是帮助患者平衡活动水平的关键，也是时间管理的一部分。在适度安排生活的情况下，患者有足够的精力来应对事情，不论是工作、休息、社交还是其他事情。

　　计划： 请参考第十四章，学习如何

适度安排自己的活动。找出其中喜欢的2条进行尝试，并添加到日常计划表上（第238~239页）。

花时间睡个好觉

　　如果患者已经养成了每天规律起床和就寝的习惯，那么现在考虑一下如何

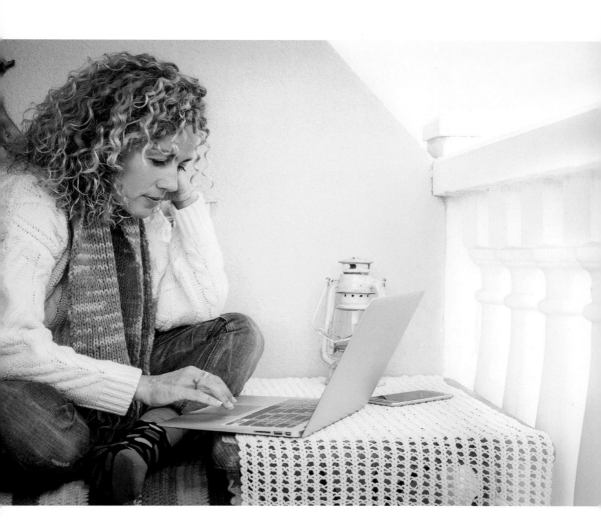

在就寝前好好放松一下，以确保有好的睡眠质量。第180页提到了获得良好睡眠的步骤。重新阅读这些建议并选择一些去尝试。第九章中的一些放松运动也可以加入清单。

计划： 一旦选择了自己喜欢并决定尝试的放松运动，就要把它们加入日常计划表（第238~239页）。

培养幸福感

每天做一件事来改善自己的身体状况、心情或精神状态。这些事包括祷告、练习瑜伽或太极拳，访友，大笑，或者专注于当下做的任何事。

计划： 不论选择做什么来改善状态，都要把它写到日常计划表中（第238~239页）。

糟糕的日子

糟糕的日子一定会到来。糟糕的日子意味着疼痛感比平时更强烈。或者，自己的健康状况不再重要。对一些人来说，假期非常难熬。一些出乎意料的事情可能导致自己的生活发生混乱。不论什么原因，都要努力克服糟糕的日子。做计划去克服糟糕的日子是一种很好的开始。

想想最近遇到的糟糕的日子。是什么让它们变得糟糕呢？额外的压力、过多的工作以及没有进行足够的运动都可能导致一天都很糟糕。

既然如此，利用以下的信息可以识别警告信号。患者可以通过某些现象来预测某一天很糟糕吗？头痛或者增加的疲劳感都属于这些现象。

当觉得某一天很糟糕时，不要独处。按照制订的计划生活。尝试做一些分散注意力的事情，不要忘记那些放松技巧，多花些时间去做这些事情是有帮助的。不要自我麻痹。无论如何，保持积极的心态。回想一下过去是如何成功度过糟糕的一天的，之前做的事情对现在也有帮助。

当再遇到糟糕的一天时，可以用第235页中的方法去面对。填写、复印并张贴到自己可以看到的多个位置，如固定电话旁边，下次遇到困难时就可以看到它。

我应对困难日子的计划

（1）按时起床。

（2）在早晨做伸展运动。

（3）做20分钟的放松运动，如深呼吸，缓慢、规律地呼吸。这能使我平静下来，帮助我摆脱紧张和痛苦。

（4）经常大声告诉自己"一切都会过去"。

（5）不会改变我目前使用的药物，也不会增加或减少用药剂量。

（6）不喝酒或者滥用其他药物。

（7）运动。

（8）和他人保持联络。不然当我遇到困难时我如何获得他人的支持呢？

姓名 _____　　　电话 _____

姓名 _____　　　电话 _____

日常计划表

参考以下示例制订一份自己的日常计划表，可以参考以下内容。

（1）每天早上 _6:30_ 起床。

（2）每天早上 _6:45_ 做一些轻柔的伸展运动。

（3）尝试在早上 _7_ 点和下午 _5:30_ 各做20分钟的放松运动。

（4）尝试每天散步或者其他形式的运动，每次 _10_ 分钟。

- 每天散步10分钟，每2周增加2分钟的散步时间，直到达到每天散步30分钟的目标。

_____

_____

（5）尝试用以下方法管理时间。

- 列一个待办事项清单。
- 设置时间提醒，更有规律地完成当天的事情。

_____

_____

（6）尝试用以下方法管理压力。

- 每天做两次放松运动。每次20分钟，分别在早上7点（做早上要做的第一件事前）和下午5:30（晚餐前）。
- 和朋友们保持联络，社会支持是应对压力最好的武器。例如，下午和同事一起散步，晚上和朋友打电话聊天。

（7）为了不让自己事情做得过多或过少，用以下方式改变自己的行为。

- 在日常计划表里规划每日的活动，设置闹铃告诉自己什么时候应该休息并思考下一个活动计划。

_____

_____

_____

（8）用以下方法改善就寝习惯来帮助自己放松。

- 在睡前1小时关掉所有屏幕，包括电视。
- 在睡前洗个澡帮助放松。

_____

_____

_____

（9）计划每天晚上10点睡觉。

（10）为了改善身体、情绪和精神健康，每天至少尝试以下一项建议。

- 每天做一件有趣的事情。
- 每天和一位朋友或家人联系。
- 每天外出和大自然接触，即使时间很短。

_____

_____

_____

日常计划表

用以下的工作表制订日常计划。

（1）计划每天早上 _____ 点起床。

（2）每天早上 _____ 点做一些轻柔的伸展运动（详见第244页）。

（3）尝试在每天早上 _____ 点（做起床后的第一件事前）和下午 _____ 点（晚餐前）各做20分钟的放松运动。

（4）尝试散步或做其他运动，每次 _____ 分钟，每周 _____ 天。（有关运动的建议详见第十三章）

_____

_____

_____

（5）尝试用以下方法管理时间。（详见第十四章）

_____

_____

_____

（6）尝试用以下方法管理压力。（详见第十五章）

_____

_____

_____

（7）为了避免做得太多或太少，用以下的方法改变做事方式。（详见第十四章）

_____

_____

_____

_____

（8）尝试用以下方法改变就寝习惯来帮助自己放松。（如何拥有一个良好的睡眠详见第180页）

_____

_____

_____

_____

（9）计划每天晚上 _____ 点睡觉。

（10）为了改善身体、情绪以及精神健康，每天至少尝试以下一项建议。

_____

_____

_____

_____

_____

_____

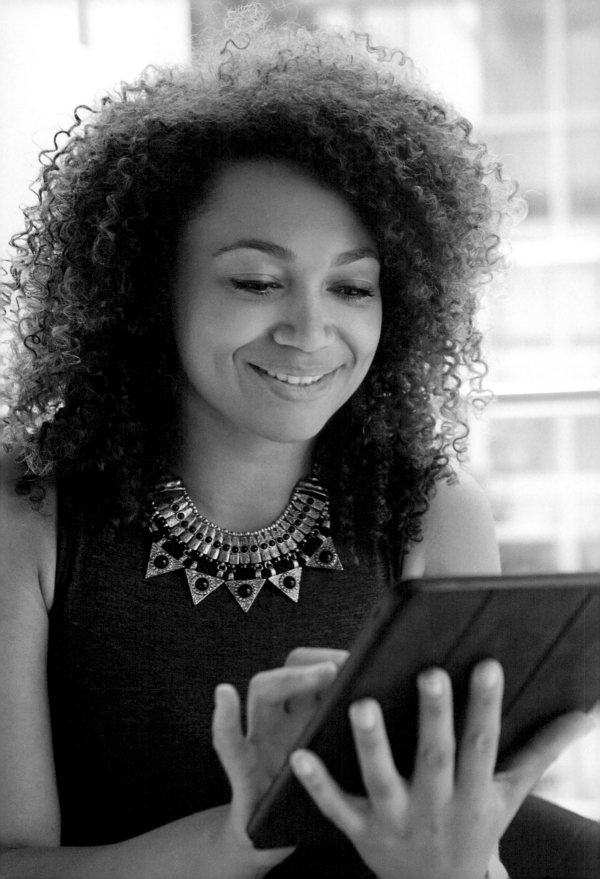

补充资料

本章提供了有关纤维肌痛的其他信息，以帮助患者设定目标、并指导患者进行伸展运动、平衡运动和放松运动。

本章还为患者提供了一些工具，帮助他们把日常的纤维肌痛计划付诸实践。

设定目标

第十一章介绍了如何设定目标。当设定目标时，可以使用"SMART"——这几个单词的首字母组成的单词——原则。当设定目标时，要做到：

具体（Specific）：准确说明自己想要实现的目标，何时实现以及如何实现。

量化（Measurable）：专注于可以衡量的明确结果。跟踪自己的计划进度。

可行性（Attainable）：确保有时间和资源完成目标。

相关性（relevant）：设定对自己有意义且重要的目标，它必须适合自己的人生阶段和生活方式。

限时（Time-limited）：给自己设定计划的完成期限。

第243页有一个SMART目标表格。患者可以用这个表格来设定自己的目标。

目标

　　假设你的目标是开始运动，仅以此为目标太过抽象。下面是可以达到
"SMART"目标的方法。可以参照这个示例制订自己的"SMART"计划。

具体

　　每天在晚餐后散步10分钟。

量化

　　*从每天散步10分钟开始，每2周增加2分钟，直到达到每天散步30分
钟的目标。*

可行性

　　*我相信我能从10分钟开始。如果太困难，我就将散步时间减少为每天
8分钟。*

相关性

　　*散步后，我的双脚感觉更舒服。我的最终目标是走到家附近的杂货店
那里。*

限时

　　*每天散步，从每天10分钟开始，之后每2周增加2分钟，这样可以帮
助我达到每天散步30分钟的目标。*

目标

　　用下面的工作表制订一些能够帮自己缓解纤维肌痛的症状的有意义的目标。这个表格也适用于其他目标。

具体

_____
_____
_____

量化

_____
_____
_____

可行性

_____
_____
_____

相关性

_____
_____
_____

限时

_____
_____
_____

伸展运动：头颈部

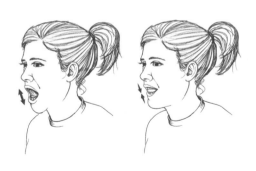

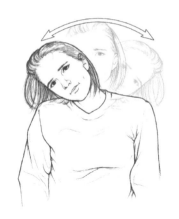

下腭放松

1. 张口、闭口。
2. 左右活动下腭。
3. 前后活动下腭。

颈部侧屈运动

1. 保持面部向前。
2. 头部倾斜，右耳向右肩移动。
3. 头部倾斜，左耳向左肩移动。

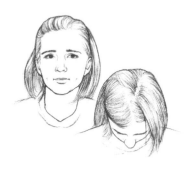

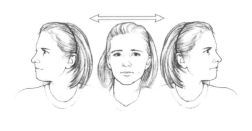

下腭运动

1. 保持面部向前，背部挺直。
2. 下腭伸向胸部。
3. 回到起始位置。

头部运动

1. 保持面部向前。
2. 面部转向一边。
3. 面部转向另一边。

伸展运动：肩部

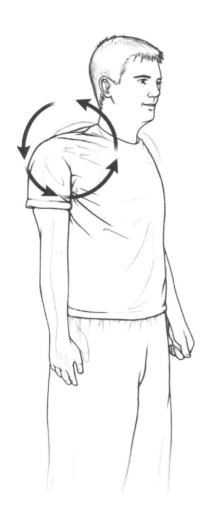

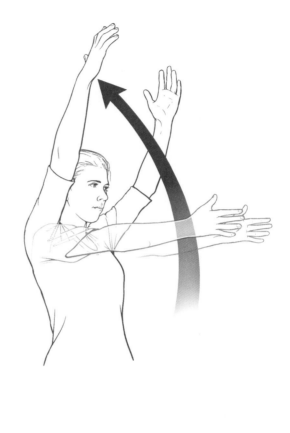

肩关节前屈

1. 保持上肢在身体两侧。

2. 上肢前屈，保持拇指朝上，然后将上肢从身前抬至向上伸直。当抬至耳旁时停下。

3. 双臂伸直，从身体前方放回两侧。

肩部转动

1. 保持上肢在身体两侧。
2. 肩部向后做旋转动作。
3. 肩部向前做旋转动作。

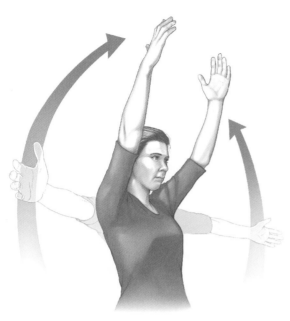

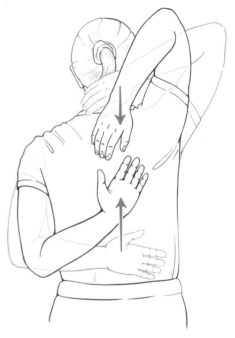

肩关节外展

1. 保持上肢在身体两侧。

2. 抬起上肢伸向左右两侧时，保持拇指朝上。然后举起上肢。当上肢抬至耳旁时停下来。

3. 用相同的方法把上肢放回身体两侧。

肩部旋转伸展

1. 将右手掌心贴在颈后部。

2. 将左手手背贴在腰后部。

3. 尝试让双手在背后接触。

4. 交换双手的位置。将左手掌心贴在颈后部。将右手手背贴在腰后部。

5. 尝试让双手在背后接触。

伸展运动：躯干

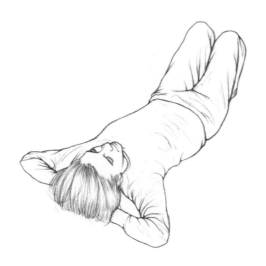

胸部伸展

1. 仰卧位，双手在头后交叉，掌心向上。拉伸时保持颈部挺直。

2. 慢慢吸气，将肘部向后拉。

3. 慢慢呼气，肘部向前移并放松。

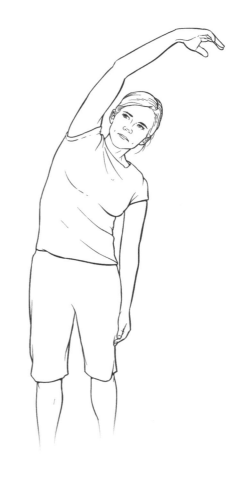

脊柱侧弯

1. 保持面部向前。双脚分开，与肩同宽。

2. 将一只手臂举过头顶，身体偏向另一侧。另一只手臂自然下垂。

3. 回到起始位。

4. 另一只手臂完成相同的动作。

力量练习：手臂和腕部

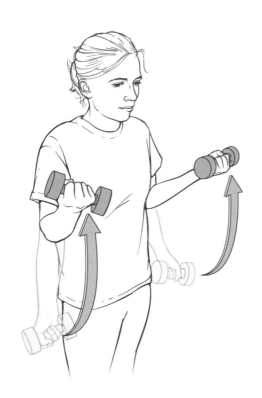

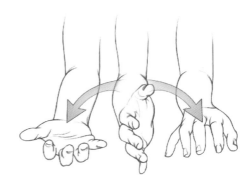

腕部运动1

1. 上臂紧贴身体两侧。屈肘。肘部紧贴身体两侧。

2. 拇指与其余四指分开。

3. 来回旋转腕部，使手掌上下翻转。

4. 另一只手重复该动作。

肱二头肌拉伸

1. 手臂放在身体两侧，掌心朝前。上臂紧贴身体两侧。

2. 仅移动前臂，缓慢将手移向肩部。当手碰到上臂时停下。

3. 保持上臂紧贴身体两侧，肘部缓慢用力使前臂回到起始位置。

4. 另一侧手臂重复该动作。

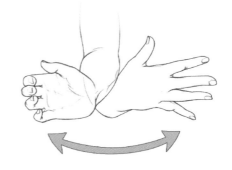

腕部运动2

1. 上臂紧贴身体两侧。屈肘。肘部紧贴身体两侧。

2. 拇指与其余四指分开。

3. 腕部做屈伸动作。

4. 另一只手重复该动作。

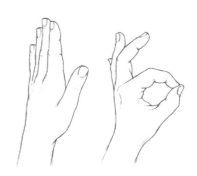

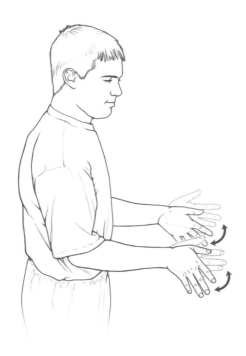

对掌动作

1. 手腕伸直，所有手指向上。

2. 拇指和示指成O字形。

3. 回到起始动作。

4. 每根手指都重复1、2、3的步骤。

5. 另一只手重复相同的动作。

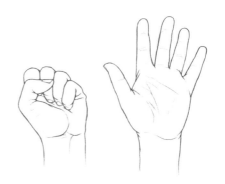

空手道排骨

1. 上臂紧贴身体两侧。

2. 伸出双手，保持拇指向上。

3. 活动腕部，使双手上下活动。

这个动作类似"空手道排骨"。

握拳

1. 手指屈曲握拳。

2. 手指伸直。

3. 另一只手重复该动作。

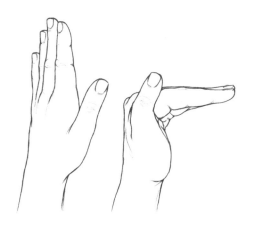

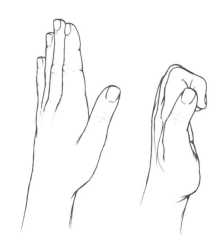

桌面动作（掌指关节屈曲）

1. 手腕伸直，伸出拇指和其余四指。

2. 屈曲掌指关节，保持指间关节和腕部伸直。这个动作像"桌面动作"。

3. 另一只手重复该动作。

球门柱（近端指间关节和远端指间关节屈曲）

1. 手腕伸直，伸出拇指和其余四指。

2. 屈曲近端指间关节和远端指间关节，保持腕部和掌指关节伸直。

3. 另一只手重复该动作。

力量练习：髋部和腿部

以下练习要求练习者挺直背部。可以扶着柜台或者家具的一角来保持身体平衡。

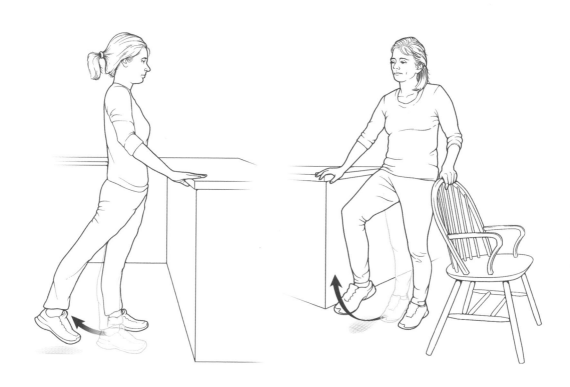

髋关节伸展

1. 将一侧下肢抬起并向后移动。执行此操作时，请保持脚尖指向前方并保持腿伸直。

2. 回到起始位置。

3. 另一侧下肢重复该动作。

站立活动

1. 双脚分开与肩同宽。

2. 膝关节屈曲使下肢抬高。

3. 回到起始位置。

4. 另一侧下肢重复该动作。

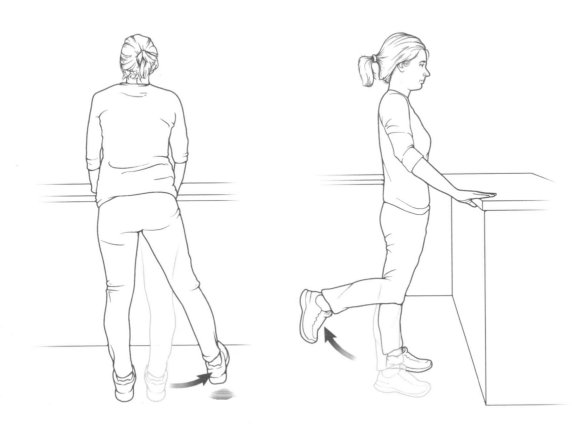

髋关节外展

1. 将一侧下肢抬高并外展。做该动作时，保持脚尖向前并保持下肢伸直。

2. 回到起始位置。

3. 另一侧下肢重复该动作。

膝关节屈曲

1. 屈膝，小腿向后踢，保持大腿不动。

2. 回到起始位置。

3. 另一侧下肢重复该动作。

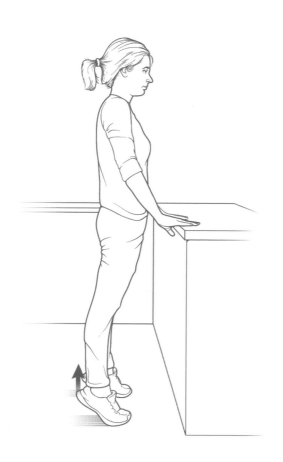 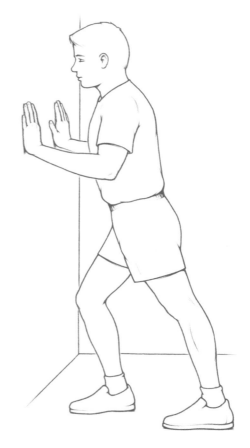

踝关节跖屈

1. 保持膝关节伸直的情况下，尽可能踮脚。

2. 缓慢将脚跟落回地面。

站立位小腿伸展

1. 站立位，双手推墙。

2. 一条腿后移。保持膝关节伸展，同时脚掌贴地。

3. 缓慢屈曲并倾斜前腿。

4. 保持伸展15~30秒。

5. 回到起始动作。

6. 另一条腿重复该动作。

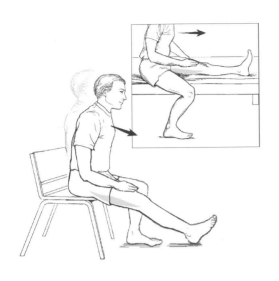

平衡锻炼

做以下练习需要站立。可以扶着柜台或者家具的一角来保持身体平衡。

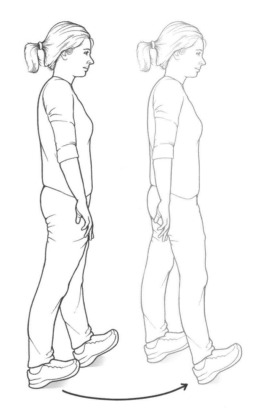

腘绳肌伸展

1. 坐在椅子前半部分。一条腿伸直，脚跟贴在地板上，脚尖向上。可以坐在结实的物体（如健身凳或地板）表面进行拉伸。

2. 保持背部挺直，缓慢以臀部为轴向前倾斜，直到腿后部有拉伸感。

3. 保持拉伸15~30秒。

4. 回到起始动作并放松。

5. 另一条腿重复该动作。

1. 以脚跟为支撑，向前走10步。

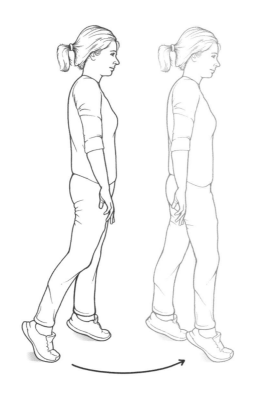

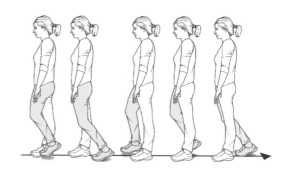

4. 向后倒退走10步。

2. 以脚尖为支撑，向前走10步。

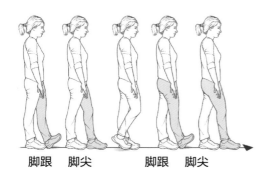

脚跟　脚尖　　脚跟　脚尖

3. 成直线向前走20步。先脚跟落地，再脚尖落地。这种走路的方式叫作"从脚跟到脚尖"。

放松运动

在日常计划表中（第238页），按照计划的时间做放松运动有助于放松身心。提醒自己每天做两次放松运动，每次20分钟。以下有一些方法可以尝试。

深呼吸

（1）仰卧位或坐位，双脚平放在地上。

（2）呼吸时肩部放松。

（3）慢慢用鼻子吸气，从1数到6。感受到腹部扩张，胸腔慢慢活动。保持肩部放松。

（4）屏住呼吸。

（5）缓慢用嘴呼气，从1数到6。

重复10次或更多次。

渐进式肌肉放松

（1）从面部开始，挤压眼睛、鼻子和嘴巴周围的小肌肉，像做一个鬼脸那样。

（2）保持8秒这种紧张状态，然后放松面部肌肉。

（3）向下移动身体，颈部伸直，下腭伸直，然后肩部伸直。每组肌肉保持8秒，然后放松。

（4）继续练习胸部、手臂、手腕、手指、腹部、臀部、腿部、踝关节和脚趾，直到收缩并放松所有肌群。

时间太短？将此技术仅应用于一些目标区域，例如，面部、颈部、手臂、肩部、腹部、胸部、臀部、腿部和踝部。可以选择收缩幅度较大的肌群。

引导意象

（1）闭上双眼，深呼吸，想象自己在一个令人愉快、平静的地方。

（2）利用所有感官去感受。例如，看海浪冲过沙滩上的岩石，闻咸咸的海水，听浪花的声音，尝试冰水，感受太阳照射在皮肤上的温暖。

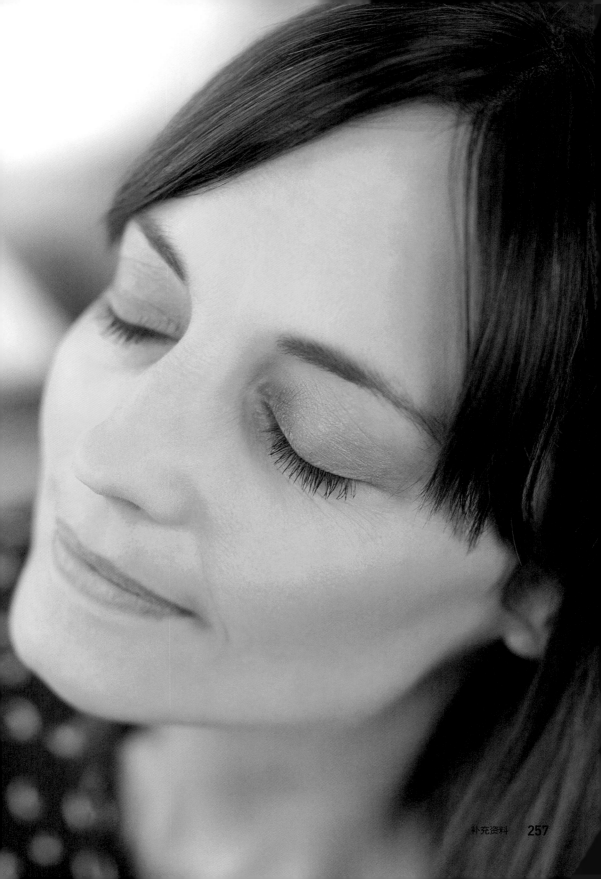

词汇表

A

阿片类药物（**opioids**）。与人体细胞中的阿片受体相互作用的止痛类药物。由罂粟植物或在实验室制成。

按摩疗法（**massage therapy**）。使用不同程度的压力和运动来放松身体的软组织、肌肉、结缔组织、肌腱、韧带和皮肤。是一种用于治疗疼痛的方法。

B

标签外药物（**off-label drugs**）。美国食品药品监督管理局（FDA）未批准用于治疗纤维肌痛的药物，但有时可以用来缓解症状。

C

肠易激综合征（**irritable bowel syndrome**）。导致慢性腹痛和排便习惯变差的一种疾病。多达一半的纤维肌痛患者患有肠易激综合征。

成瘾（**addiction**）。这是一种病态，人们不断寻求并食用某种物质，如酒精、烟草或毒品，但这些物质会对人体造成伤害。

触发点（**trigger points**）。被触碰时导致身体其他部位疼痛的部位。

F

风湿病（**rheumatism**）。关节和肌

肉的疼痛、不适和僵硬，可能影响患者的活动能力。

风湿病专家（rheumatologist）。专注于治疗关节炎和其他类似疾病的医生。风湿病专家会先排除其他疾病，然后诊断纤维肌痛。

G

感觉过敏（hyperalgesia）。痛感异常增强。

广泛的疼痛（widespread pain）。全身广泛的疼痛，通常位于大脑通路附近。是纤维肌痛常见的症状。

J

肌松剂（muscle relaxers）。一种用于治疗轻中度纤维肌痛症状的药物。可用于促进睡眠。被认为与抗抑郁药有相似的作用，有助于治疗纤维肌痛的症状。

《家庭医疗休假法案》（the Family Medical Leave Act）。一项联邦法律，允许有符合资格的家庭或医疗理由的雇员带薪休假几周。

渐进式肌肉放松法（progressive muscle relaxation）。一种放松练习，按顺序收紧身体的每个部分，然后放松。

间质性膀胱炎（interstitial cystitis）。引起膀胱疼痛和压力增大、尿频和骨盆疼痛的一种疾病。常见于纤维肌痛患者。

焦虑（anxiety）。纤维肌痛一种常见的症状。是身体对压力的一种反应。

戒断（withdrawal）。快速停用某些物质或药物时所经历的身体或心理状态。

结节（nodules）。有触痛的肌肉硬化区域。

节奏控制（pacing）。一种节省精力的时间管理方法。交替进行需要精力的活动并适当休息。节奏控制和适度一起应用以平衡精力。

K

抗癫痫药物（anti-seizure medication）。通过阻断身体的疼痛通路来治疗纤维肌痛的药物。

跨学科疼痛管理计划（interdisciplinary pain management programs）。将多种治疗方案集中在一起，形成的针对性处理方案。对改善日常功能和生活质量非常有效。

L

力量训练（strength training）。任何锻炼肌肉的运动。可能对体重产生抵抗力或涉及使用手持重量、机器重量或运动带的活动，如瑜伽。

M

慢性疼痛（chronic pain）。持续三个月或更久且没有明确原因的疼痛。

美国残疾人法案（the Americans with Disabilities Act）。一项联邦民权法，防止工作中对某些残疾人的歧视。在招聘、解雇、晋升、薪酬和职业培训等方面保护残疾人的合法权益。一些特殊疾病（如纤维肌痛）并未被列入《美国残疾人法案》。

冥想（meditation）。一种放松运动，包括从容地专注于当下，身心放松。

N

耐受（tolerance）。当身体适应所服用的药物剂量时，导致一遍又一遍地增加药物剂量以达到相同的止痛水平。

脑啡肽［enkephalins（en-KEF-uh-lins）］。天然存在于大脑中的化学化质。脑啡肽附着在大脑和脊髓的特殊受体上，以阻止疼痛信息的产生。它们还会影响大脑和神经系统的其他功能。

脑雾（brain fog）。思维有缺陷，记忆力出现问题或注意力不集中。脑雾是纤维肌痛的一种常见症状。也被称为"纤维雾"。

内啡肽（endorphins）。大脑产生的止痛化学物质。它可以阻止疼痛信号的发出并使人产生轻松的感觉。也被称为天然止痛药。

颞下颌关节紊乱［Temporomandibular joint（TMJ）dysfunction］综合征。在没有受伤的情况下，下颌骨周围的关节和肌肉疼痛。

P

平衡训练（balance exercises）。有助于保持平衡并防止跌倒的训练。

Q

丘脑（thalamus）。大脑中传递感觉神经冲动的部分。感觉神经能使人感到疼痛。

R

认知行为疗法（cognitive behavioral therapy）。心理治疗的常见类型。有助于患者意识到不正确的或消极的想法，从而更清楚地看待挑战并以更有效的方式应对。

S

三环类抗抑郁药（tricyclic antide-pressants）。一种用于缓解抑郁症状的药物，也有助于缓解疼痛。用于治疗纤维肌痛的两种主要抗抑郁药之一。

深呼吸（deep breathing）。利用膈肌进行深而均匀的呼吸，这是一种放松运动，可以将天然止痛药释放到体内并放松肌肉。

神经可塑性（neuroplasticity）。学习新事物，体验变化或适应周围世界时，大脑发生变化的性质。

生物反馈（biofeedback）。一种放松技巧。通过使用特殊装置使身体改变对慢性疼痛和压力的反应。

身体不适（physical deconditioning）。当肌肉失用时就无法像往常一样活动身体。

身体依赖（physical dependence）。快速戒断某种物质，如酒精、烟草或药物时，导致戒断反应的物理状态。

伸展运动（stretches）。可以增加关节活动范围的运动。可以预防受伤并帮助缓解肌肉僵硬。

适度（moderation）。一种节省精力的时间管理方法。在状态好的日子不要做太多事情，在状态不好的日子，也不要做太少。保持适度原则和适当的节奏以平衡精力。

双重再摄取抑制剂/ 5-羟色胺和去甲肾上腺素再摄取抑制剂（SNRIs）[dual reuptake inhibitors/ serotonin and norepinephrine reuptake inhibitors（SNRIs）]。用于治疗纤维肌痛的两种主要抗抑郁药。它们会影响大脑中有助于调节和改善情绪并减轻疼痛的化学物质。

水疗（hydrotherapy）。使用温水或热水来放松肌肉并缓解紧张感。也被称为浴疗。

W

物理治疗师（physical therapist）。训练有素的专业人员，教授运动和其他体育活动以帮助患者康复并最大限度地减轻身体上的痛苦。

X

纤维肌痛（fibromyalgia）。一种慢性疼痛，其特征是广泛的肌肉、骨骼疼痛，并伴有疲劳以及睡眠、记忆和情绪障碍。通过影响大脑处理疼痛信息的方式来放大痛感。

X

选择性5-羟色胺再摄取抑制剂［selective serotonin reuptake inhibitors（SSRIs）］。用于缓解抑郁的药物。通过增加有助于调节情绪的大脑化学物质（5-羟色胺）来发挥作用。有时用于治疗纤维肌痛。

血清素［serotonin（ser-o-TOE-nin）］。一种有助于调节情绪的大脑化学物质（神经递质）。缺乏它可能会导致抑郁。

Y

压力（stress）。对某些威胁的自然反应，也是对生活中可喜事件的自然反应。会导致心跳加快和血压升高。

压痛点（tendor points）。施加压力时出现疼痛或对触摸敏感的部位。患有纤维肌痛的人可能有压痛点，但有压痛点的人可能并未患有纤维肌痛。

炎症（inflammation）。身体组织对刺激或伤害的保护性反应。可能是急性或慢性的。体征和症状为红、肿、热、痛，通常伴有功能丧失。

一个目标设置策略（SMART）。具体（Specific）、可衡量的（Measurable）、可实现的（Attainable）、相关的（Relevant）和有期限的（Time-limited）的首字母缩写。

抑郁（depression）。一种导致持续悲伤和丧失兴趣的情绪障碍。在纤维肌痛患者中很常见。

引导意象（guided imagery）。一种放松练习，利用想象的力量使患者进入一个令人放松的地方。有助于患者更加轻松，减轻患者的痛苦。

有氧运动（aerobic exercise）。一类能够调动大量肌群参与的运动。同时有氧运动能使心率增加、肺换气增多。例如，散步、游泳、骑行、远足、滑冰和网球等运动。

运动冥想（moving meditation）。将运动与冥想相结合的放松运动。例如，瑜伽、太极拳、气功和普拉提。

Z

针灸（acupuncture）。中医的重要组成部分。指将非常细的针头从皮肤插入身体。通常通过刺激使人体自身产生止痛物质（内啡肽）来缓解疼痛。

整合医学（intergrative medicine）。传统医学与辅助疗法相结合的实践，该疗法已被证实有助于控制或治疗某种疾病。

职业治疗师（occupational therapist）。一种有专业技能的专业人员，通过帮助人们适应生活方式（偶尔借助辅助设备）使他们回归家庭和日常工作。

止痛药 [analgesic（an-ul-JEE-zik）]。一类能够减轻疼痛的药物。

中枢敏化（central sensitization）。当遍布全身的神经传感器与大脑之间的交流被放大时，普通的感觉会更加强烈。轻触就可能造成伤害，例如，安静的声音可能比平常听起来大得多，灯光似乎明亮得使人难以忍受。

周围神经（peripheral nerves）。从脊髓到身体所有其他部位的神经。它们从脊髓和大脑向身体的其他部分传递信息，并向脊髓和大脑发送感觉信号。这些神经受损可能影响大脑对疼痛的判断。